脳科学者の母が、認知症になる

当我妈妈得了
阿尔茨海默

[日]恩藏绚子 著

姚奕崴 译

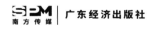 广东经济出版社

· 广州 ·

在确诊认知症的两年半以来，

母亲对家人深深的爱始终未变，

她自强不息的生活方式也始终未变。

—恩藏绚子—

目录

第二章
得了阿尔茨海默病到底会发生什么

第三章
脑科学家开出的处方

第四章
阿尔茨海默病患者与世界的联系

第五章
情绪就是一种智力

前言

一个脑科学家眼中的阿尔茨海默病

母亲在六十五岁时被确诊患上阿尔茨海默病。

那是我觉察到母亲有异样的十个月之后。

阿尔茨海默病是认知症的一种。目前，没有任何药物和疗法可以治愈认知症。因为不敢面对母亲可能患有认知症的事实，我对她的病情心存侥幸。

我的知识储备告诉我，"每一个上年纪的人都有可能患上认知症"，但当这种可能性落在自己母亲身上，那一刻仍无异于晴天霹雳，仿佛整个世界都崩塌了。

我甚至怨恨自己，身为一名脑科学家，为什么没能防范事态发展到这一步？我这辈子学习了这么多脑科学知识，究竟有什么用处？

经过医生的诊断，我接受了现实。茫然无措地照顾母亲一段时间以后，我发现认知症虽然是不治之症，但我还能为母亲做很多事情。

一名与患者朝夕相处的脑科学家，能够比医生更近距离地接触患者。

我并不像大夫诊治患者那样，作为一个局外人去对抗疾病。我是一名脑科学家，也是对母亲性格一清二楚的女儿，只有我才能发现她一些不为人知的变化。我强忍着内心的悲痛，观察母亲的状态，尝试从脑科学的角度探究她的行为表现和背后原因。

两年半以来，我用日记的形式记录母亲每天发生的变化，从脑部结构的角度思考这些变化的缘由。

在我眼里，母亲不是一个"病例"。我希望通过透彻分析母亲这个"个体"，了解"认知症"这种疾病的普遍性，给大家一些有用的建议。

大脑发生了怎样的变化？我带着这样的疑问观察着母亲的行为，而母亲看似莫名其妙的言行举止，最终都可以从脑部活动得出合理解释。

我记录着逐渐丧失记忆的母亲。在这个过程中，我不仅要直面她不会做的事情越来越多这一残酷事实，还要找寻母亲身上尚未消失的部分。

认知症会造成记忆障碍，让人记不住东西。原本轻而易举的事情也变得越来越难，患者甚至无法对日常事务做出恰当判断。可以说，认知症是一种残忍剥夺人的能力的疾病。

母亲曾是家里的大厨，是整理家务的一把好手，如今却呆呆地窝在沙发里，甚至不愿出门去参加她热爱的合唱活动。

从行为能力的视角来看，母亲似乎已不再是从前那个人。但从母亲的某些反应中，我仍能捕捉到她曾经的模样。

于是，我不由得开始思索，究竟何为"母亲的人格"。医学中"人格"这个词与在日常语境中使用时的意思不同，是指一个人带有倾向性的、本质的、比较稳定的心理特征（兴趣、爱好、能力、气质、性格等）的总和。我想知道，一个人，假如他以前能做到的事情，现在做不到了，那么这是否意味着他失去了"人格"？是否只有记忆，才能塑造一个人的人格？

多年来我一直从事脑科学工作，专门研究人的情绪。认知症对人格会产生怎样的影响？我一直站在专业角度思考着这个问题。

认知症的病程发展极为缓慢。也正是因为认知功能流失之慢，我得以发现母亲生病后的每一个变化，并且有充足的时间去适应、思考这些变化。

本书正是由这些思考凝结而成。

预先透露一点结论——纵然身患认知症，母亲本来的模样从未改变。认知症绝非一种让人丧失人格的疾病。

　　衷心希望本书能够帮助读者更好地了解认知症。

　　　　　　　　　　　　　　　　　　恩藏绚子

　　　　　　　　　　　　　　　　　　二〇一八年

第一章

六十五岁的母亲
患上了阿尔茨海默病

母亲不应该患上认知症的啊

母亲患上了认知症。

认知症这种病，并不是病来如山倒，而是慢慢地、慢慢地出现变化。

二〇一五年，恰逢樱花含苞待放的时节。往年，窗外的樱树枝头总是争奇斗艳。今年，我们也一天天守候着樱树，打算在樱花开放之时邀请朋友们来一睹芬芳。某天清晨，母亲风风火火地上了二楼，冲进我的房间，兴奋地喊道："小绚，今天樱花全都开了！"

我睡眼惺忪地来到院子，只见确实有一株樱花开得正盛，但也只有这一株。放眼望去，满院里的樱花充其量只开了五分。

"全都……开了？"我站在院里，恍惚间好似被浓雾团团包围。

我不清楚这是不是认知症的发端。让我印象最深刻的是母亲的一个动作——手抚后脑勺。她站定脚步，嘴里嘟囔着"什么来着……"，右手放在后脑勺上用力地挠着，发出"沙拉沙拉"的声响。我记不清具体始于什么时候，但至少在二〇一五年一月份，这个动作在母亲身上就已经很常见了。母亲做这个动作，仿佛是想用手挡住自下而上灌满脑海的迷雾似的。

　　母亲的无助显而易见，当我问"怎么回事"时，她只含糊地笑笑，回答说："也没什么，就好像有个什么事来着。"我疑虑满腹，但没有当回事。一天之内，母亲反复多次站定脚步，用手挠头。即便如此，我仍一次次安慰自己说，这种情况不必大费周折跑一趟医院。

　　"难不成，我妈也……"

　　"但愿是我多心了。"

　　我的工作是脑科学研究。认知症是什么，文献资料里写得清清楚楚，我也明白治疗越早效果越好的道理。可是我依旧怀揣着一丝缥缈的希望——我至亲至爱的母亲应该没有患上这种病。就这样，从发现母亲手抚后脑勺的动作到带着她前往医院就诊，中间整整耽搁了将近十个月。

　　这是一段充满"否定"的日子。母亲越来越不像曾经那个无论做家务还是工作都干脆利索的人，此前三下五除二就能做好的事，如今却不知道从何下手。"这点事儿不可能做不来啊。"对此感到费解的不只有我和父亲，母亲自己大概也觉得莫名其妙。"怎么回事，连这点事都做不成吗？""你弄这个干什么嘛！""你怎么这么没精打采呀！"大家都不由自主地责怪母亲。

母亲犯的错其实都算不上什么值得发火的事。比方说，干活干到一半忽然停下来不做了。又比方说，我们家在切白萝卜做味噌汤时，一直都是切条，某一天母亲忽然把它切成了块。还比方说，母亲看到我的某些做事方法后表现得又惊又喜，可实际上这些方法都是她以前教给我的。但就是这些小事，让我们心里蹿出一股无名之火。

对于我们来说，母亲一如既往、永远不会改变是一个前提。因此，每当发生有悖这个前提的事，我们都会条件反射似的感到诧异，就好像是在默默地告诉自己"母亲不会有变化""她不可能得病"。

可惜，"母亲永远是母亲"这个前提并不正确。作祟的病魔一点点抽走了母亲的精气神，她一脸苍白、面无表情地瘫坐在椅子上的时间越来越长了。

有时候母亲甚至还会归置行李，似乎是在说"这里我已经待不下去了"。

"你这么着急忙慌的是要去哪儿啊？"

"不是你们老怪我犯错吗？"

我自打出生开始，就与父母住在一起。二〇〇七年，我在研究生院取得了博士学位，也就是说，在日本能念的书我全都念完了。此后，我一直是一名自由职业者，曾去澳大利亚留学三个月，也与公司合作研究过脑科学，时而做做翻译，时而写写文章，东游西逛，随心所欲地生活。我心里只惦念着能够汲取营养、带给自己刺激的"外部世界"，把家里的事一股脑儿地托付给了母亲。洗衣做饭、打扫卫生、买东西，我一概不闻不问。"感兴趣的东西就把它学透，然后学以致用，一定能有所成就"——我只顾做着这种镜花水月一般的春秋大梦。

似乎是冥冥之中自有定数，二〇一五年，就在母亲出现异样的同时，我的工作也发生了变化。从九月开始的半年时间里，我每周都要去某所大学给来自海外的留学生讲一次脑科学课，授课要用英语，这对我来说是一大挑战。我曾在其他大学用日语讲过课，可这一次是要在以英语为母语的老外面前说英语——人家的英语水平可比我强得多。

因为英语水平不足，我无法临场发挥，唯一能想到的方法就是每周写一篇类似独角戏剧本的教案，全部背诵下来再照本宣科。为了备课，我忙得焦头烂额。与此同时，稿件邀约又接踵而至，时间被安排得满满当当。不过，这也说明之前在父母宠溺下学到的东西总算派上了用场。另外，原来每次被问到"你在上班吗？上的什么班？"之类的问题时，我总是支支吾吾，这次终于可以扬眉吐气地向父母汇报了。

然而，当我向母亲汇报说"我在大学用英语讲课"时，却得到了意想不到的回应。母亲确实表现得很惊喜："呀，真的吗？太棒了！"可是每周到了要去上课的日子，母亲依然会问："今天要去哪里？"听到我回答说"去讲课"，她随即又会反问："你现在在讲课吗？"我就又要从头到尾向她解释一遍。

父母视我为掌上明珠，难道到了我要回馈他们的时候，这一切却永远无法留在母亲的记忆之中了吗？我经历寒窗苦读后能够自食其力，父母二人也终于可以相依相伴颐养天年。我接受不了曾在脑海中勾勒的人生画卷在这时化为泡影。于是，我选择专注于自己的事情，对母亲的状态视若不见。

可就在这年秋天，母亲已经做不成饭，也不能打扫卫生了。我在屋里闷头工作，晚饭时间饥肠辘辘地来到客厅，却发现桌上空无一物。如果是过去，一到傍晚六点，一定会听见那一声犹如整点报时一般的"开饭喽"。

每天不是吃便利店的快餐就是出门下馆子。长此以往，不免让人担心开支问题，何况外出吃饭又很费事。可是当我拜托母亲说"我手头工作很紧张，能不能给我做顿饭"时，母亲便会给出"不是吃过了吗"之类不着边际的回答。一边是坚称已经吃过饭的母亲，一边是嫌麻烦的我，我们俩可以不吃，可父亲的饭又必须有人张罗。我多少次情急之下冲着母亲大喊大叫："妈，您能不能打起精神来！"

然而事态并没有丝毫好转。很快母亲连钟爱的合唱练习也放弃了，脸上的笑容也渐渐消失。她记不住今天是何年何月，也分不清现在是春夏秋冬。二〇一五年十一月，我再也无法自欺欺人：母亲病了。

如今回想那段时光，痛苦、快乐，一切都历历在目。那年秋天，是一个让我品尝到人生百味的秋天，也是让我回归现实的秋天。

下决心去医院

即便如此，每每想起要去医院，我还是感到心惊肉跳。似乎患病这件事一旦被外界一锤定音，那么所有好事都将荡然无存。

对照我掌握的脑科学知识，我判断母亲患上的是认知症。目前，没有任何药物能够彻底治疗认知症。但当这个疾病的名称摆在面前，就真的意味着我无能为力了吗？

夜深人静时，悲观的设想无数次浮现在脑海，病情的未来发展让我不寒而栗。我几乎每天都会在被窝里默默流泪。"母亲与之前判若两人了怎么办？""产生严重的妄想怎么办？""不认识家人了怎么办？""我需要抽出多少时间来照顾母亲？""父亲刚刚退休，两个人好不容易有时间四处走走，悠闲地享受生活，可现在……"

我甚至没有勇气查阅论文，去好好地了解一下认知症，就连维基百科都不敢看上一眼。我曾打开过一次网页，但是在"瘫痪""死亡""游走"等词汇映入眼帘的那一瞬间，我触电般关上了电脑。事关至亲，我又怎么可能平心静气地去查什么"平均存活时间"？

然而，很快我便目睹了一个又一个以往从未出现的状况。

以前，如果我情绪低落地回到家，母亲立刻就能看出我脸上的异样，询问我出了什么事。可如今她只是怔怔地坐在客厅的沙发里，直勾勾地盯着电视，似乎对我毫不关心。

母亲的朋友们也吞吞吐吐地表示："你母亲像是变了一个人似的。"这进一步加深了现实的残酷。其实在很长一段时间里，对于母亲的状态，他们都礼貌地闭口不谈，但现在，母亲的情况已经严重到让他们不得不说些什么的地步了。一位跟母亲一同参加合唱练习的朋友看到她在原本熟门熟路的车站迷了路，那惊慌失措的样子让人十分心疼，于是给我发来邮件，问我母亲是不是出现了惊恐障碍一类的问题。他说母亲坐车回家的时候，只要车外变暗，就会弄不清自己该在哪里下车，然后焦躁不安地絮叨个不停——"下一站是哪里""还没到吗""是不是坐过站了""这一站是哪里"。他还安慰我说："大家都一样，有一段时间我也像是得了抑郁症，过段时间就好了。我觉得你妈妈很快就会没事的。"

但我觉得不太像惊恐障碍，母亲的问题应该出在她自己身上。

"怎么办？有可能是阿尔茨海默病吧。"

我把母亲的情况告诉了研究脑科学的朋友们，他们给出了这样的意见："症状虽然符合阿尔茨海默病，但也不能排除是其他疾病。比方说，脑血栓病人也会出现类似症状，如果是这类疾病，那就有生命危险，最好尽快就诊。如果万幸只是暂时性的症状，那就早治早好。也可能只是错觉，其实一点毛病没有。假如诊断确实印证了你的判断，那么起码也知道下一步应该做什么了。在治病方面，大夫比科学家更专业。了解一下怎么治疗、吃什么药，还可以打听一下其他患者的情况。"

我又问这些朋友，如果是他们的父母患病，在明知无药可治的情况下，还会不会带父母去看医生。

"就算治不了，也不代表没有其他可做的事呀。而且，想象和实际情况终究是不一样的嘛。情况明确了以后，看问题的视角也会变化。何况去问问大夫，总好过一个人胡思乱想！"

就这样，在朋友们的鼓励下，我终于带母亲去了医院。我猜测，在走到这一步之前，父亲内心的感受应该与我如出一辙：一方面是恐惧未来，另一方面是心里不接受母亲变了的事实。因而，无论是我还是父亲，尽管都忧心忡忡，但在彼此面前都绝口不提母亲的异样。

然而事到如今，当我开口说"去医院吧"的时候，父亲也爽快答应道："好，走吧。"

无论大病小病，但凡到医院就诊，都要等待很长时间。我在候诊室里四处张望，只见有人坐在轮椅上，有人躺在担架上输液，被抬着从候诊室外经过。每个人都因为不同的疾病来到这里，又都羡慕着其他人的身体状态。

我不禁设想，如果母亲腿脚出了状况，或是脏器要动手术，以后必须在轮椅上生活，那会怎样？恐怕我们家的生活将发生翻天覆地的变化吧，比如，我可能要一直居家办公了。但想想也没什么大不了，生活还是要继续。那么，记忆力和认知能力衰退以致无法操持家务的人，难道就比肢体不便的人的情况更糟糕吗？我又想到那些因为疾病和事故眨眼间便撒手人寰的人，他们的家人又要如何面对现实呢？为什么我要因为母亲可能患上认知症而黯然神伤呢？认知症就那么糟糕吗？至少母亲现在身体健康、行动自如。

头脑的疾病与身体的疾病又有什么分别呢？所有人都会生病，每一个病人都要忍受独属于自己的痛苦。"痛苦"并没有量级上的差别，无须把认知症看作独一无二的大不幸。

不过，今后母亲将要承受的究竟是何种痛苦？记忆、理智，究竟是什么东西？我越发感到自己脑科学知识的匮乏。

曾听人说，医院的气味是由消毒水和患者散发出来的恐惧混合而成的。坐在被千百种焦虑和恐惧充斥的候诊室里，我愁肠百转。母亲坐在我旁边，嘟囔着"还没到吗""下一个是几号"，时不时看看自己的就诊号码。

最后，那天还是成了跑检查的一天。先是"今天是几号""请记住放在这里的东西"等问答形式的记忆力、认知能力测试，之后是血液、脑部等各类身体检查。第二天，母亲又做了一次 SPECT，也就是脑功能成像检查。一周后，医院告知了诊断结果——母亲得了阿尔茨海默病。

或许是因为我们到医院之前，先经历了"肯定是病了，想知道下一步应该怎么办"的阶段，听到结果的时候，我心里只有四个字——不出所料。其他可能性被排除得一干二净，反而让我有了一种释然的感觉。母亲只是僵直着身体坐在那里，老老实实地听着医嘱，嘴里连连称"是"。

医生的意见可以简单概括为两条："虽然无法治愈，但有些药能够保护神经细胞，促进信息传导，延缓病情的发展。给您开一些药吧。除此以外，从治疗的角度来说，医院能做的就只有这么多了，剩下的就是多多参与有助于身体健康的活动，保持良好的情绪。"这病是多么纯粹。正如朋友们建议的那样，当疾病的名称摆在面前，自然就明白能够做些什么了。

我们在医院开了药。此后我要做的事情，就只有在医生照看不到的日常生活中仔细关注母亲的症状，自己分析每种症状的原因，以及研究怎样改善生活才能让母亲过得更加愉快。

母亲曾是一个闲不住的人，我甚至从没见她踏踏实实地坐下歇一分钟。她还是一个爱好广泛的人。命运真是残酷无情，竟然让母亲这样一个人患上了阿尔茨海默病。"不要像那样无所事事，不然总有一天会变傻的！""一定要有兴趣爱好，预防老年痴呆！"世人总觉得凭借一己之力就能避免阿尔茨海默病，但这样的责备在母亲身上完全不成立。总有些事情是人力不可掌控的。

对于怎样才能更好地照顾母亲，家人都无计可施，我只能靠自己摸索和积累经验。下定决心以后，我一改往日否定、无视母亲的做法，开始认认真真地关心她。一方面，这对于我而言是现实可行的；另一方面，我也相信在这个过程中一定能够发现其他可以为母亲做的事。

在母亲被确诊之前，我常幻想悲惨的未来。可确诊之后，我发现今天的母亲与昨天相比其实并没有什么明显变化，生活一如往常。认知功能并非急转直下，而是缓慢衰退，时间上绰绰有余。

听到确诊结果后安定下来的似乎不只我一个人。

母亲的表情很镇静。事实上，在我第一次提出去医院的时候，她拒绝了我，并说："不用担心。哪里不舒服，我最清楚了，还没什么事，别管了。"

可是，此后的一天，母亲忽然挠着头对我说："真怪呀，小绚，我给你讲讲吧。"随后，她向我讲起了一个梦："昨天呀，我做了一个奇怪的梦，梦见在小学运动会上玩红白球投篮。那个篮子是黑不溜秋的。大家轮流投球，就我投的是个黑漆漆的球，结果篮子'噌'的一下掉下来了。大家都能投进，可是一轮到我，篮子就到处乱跑，投了好多次都投不进。你说怪不怪？"不论自己说什么做什么，都无法命中靶心。用尽浑身解数，目标也无法企及。母亲虽然嘴上不承认自己的病，但在梦境之中，她也真实感受到了自己与世界的格格不入。

据说梦是人的盲点的映射。纵然白天无数次刻意地告诉自己"我没有病，我没有改变"，但那种捉摸不透的焦虑感依然在人的潜意识中蓄积。做梦时，人的意识偃旗息鼓，这种焦虑便显现狰容。如今已经确诊，也就没有了否定事实的必要，母亲看上去如释重负。

结果出来以后，大家都坦然接受了，既没有愤怒，也没有困惑。母亲终于意识到自己只是得了一种会让人出错的疾病，脸上也略微露出了笑容。

概率为零，
不等同于"绝对不会发生"

读大学时，曾有老师说过这样一句话——"概率为零，并不意味着绝对不会发生"。这句话匪夷所思，我一直记忆犹新。

通常情况下，"治愈概率为零"，会被解释为"绝对不可能治愈"。然而仔细品味，这其实并不符合事实。

比方说，想要弄清楚"概率为六分之一"是什么意思，可以把一块蛋糕平均分成六份，其中一份就是六分之一。这里要注意的是，当有人提出"概率为六分之一"的时候，就意味着已经定义了一个包含所有可能性的逻辑范围，这个范围就好比是那块蛋糕，自己对应着其中的六分之一。换句话说，想要计算概率，就必须提前预设一块蛋糕，然后再去切分它。可回到现实中，某件事发生的条件，也就是某些逻辑范围，有可能并不为人所知。

以福岛第一核电站事故为例，建造之初号称"在那里建设不会出问题"。但那是因为忽略了"发生超过十五米高的海啸"这个条件，才得出了"不会出问题"的论断。

在规定条件内自然可以计算出概率，但自然界远远超出人们的想象，人不可能找全所有的条件。因此，概率为零，并不意味着绝对不会发生。这个道理同样适用于人的身体。

一位优秀的科学家，并不是全知全能的人，而是了解知识边界的人。我虽然是一名科学家，却也被阿尔茨海默病无法治愈之类的话语蛊惑，不时陷入自怨自艾中。在自然界面前，我们人类的知识不过是沧海一粟。所以当我们面对"治愈概率为零"的结论时，理应泰然处之。

第二章

得了阿尔茨海默病到底会发生什么

阿尔茨海默病只是认知症的一种

阿尔茨海默病究竟是什么？患者会表现出哪些症状？原因是什么？每一种症状会给患者本人和家属带来怎样的感受？患者本人和家属能够做些什么？

在具体讲述我们家对上述疑问的摸索实践之前，我想先简单介绍一下有关阿尔茨海默病的知识。如果读者能够了解当前科学对这种疾病的研究进展，分辨出何为真正的问题，那就无须像去医院之前的我那样，无谓地担惊受怕。

认知症有很多类型，每一种的病因和症状各不相同，其中最常见的就是母亲所患的阿尔茨海默病，此外还包括路易体痴呆、血管性痴呆等。这些病症从"出现某些认知异常"的角度来说同属于认知症，但是最初出现病变的脑部位置各不相同，显现出来的具体症状也有所不同。

阿尔茨海默病的特征是在发病初期，掌管记忆的海马体出现萎缩，患者很难形成新的记忆。

路易体痴呆患者在发病早期多有睡眠障碍、视幻觉及视空间障碍，有些人甚至患病多年也从未出现记忆障碍。

血管性痴呆的病因是由于脑局部血管闭塞或破裂而导致大脑局部供血供氧不足，进而导致大脑神经细胞及组织坏死。脑不同部位的血管出问题，会引发不同的症状，如运动功能、认知功能的变化等。此外，致脑血管病变的危险因素如糖尿病、高血压、吸烟等，也可以通过导致大动脉粥样硬化、小动脉玻璃样变、脑淀粉样血管病等引发认知损害。这种认知症的患者也不一定出现记忆障碍。

所以说，认知症并不一定伴随着记忆障碍。

阿尔茨海默病、路易体痴呆、血管性痴呆，这些认知症都会造成神经细胞死亡。由于已经死亡的神经细胞无法再生，所以一旦患病，人体就无法复原，这也是认知症被称为不治之症的原因。

不过，也存在可治疗的认知障碍。机体功能异常、血管障碍、营养不良等导致脑部出现短暂的供血不畅，或者是慢性硬脑膜下血肿（血液积聚在硬脑膜与大脑中间）和正常压力脑积水（多种因素导致脑脊液回流障碍，脑室扩大）等导致脑部受到压迫，都会造成暂时性的认知混乱。对于这一类认知症，只要对症下药，患者的认知功能就会得到改善。

即使持续出现言谈举止怪异的情况，也不能笼统地判定患上了难以医治的认知症，还是要考虑多方面因素，尽早就诊。

仅凭这一本书很难把所有类型的认知症都分析一遍。这不是一本提纲挈领的认知症教科书，也不会记录医生、护士等与大量认知症患者相接触的故事。我想要写的是，当家庭中某个无可替代的重要成员患上认知症时，脑科学知识能够为患者和家属提供哪些帮助。

诚然，医生能够接触到大量的认知症患者，但每位患者的就诊频率大致是两个月一次（至少阿尔茨海默病早期患者是这样），仅凭两个月一次的诊断，很难了解患者"个体"出现了哪些问题。患者出现的问题，更应该由那些对患者知根知底的人，从脑科学的角度一探究竟。

我希望通过这本书，对母亲这个"个体"在生活中表现出来的具体症状进行探究，为每个像我一样面对具体"个体"的读者带来一些启发。所以，本书将围绕阿尔茨海默病展开。

为什么会得这种病

阿尔茨海默病得名于德国精神科医生、神经病理学家爱罗斯·阿尔茨海默。一九〇七年，他首次发表了阿尔茨海默病病例报告，患者是一位名叫奥古斯特·狄特的女性。可见，阿尔茨海默病从被报道之初到现在，不过百年有余。

当然，不是说在此之前就没有人患过这种病，但当时医学界会把老年人言行怪异认定为神经错乱或者妄想，一律划归到精神病的范畴。

直到一百多年前，人们才将精神疾病和脑部病变导致的躯体症状联系起来。在此之前，人们普遍信奉著名精神分析学者西格蒙德·弗洛伊德的学说，认为精神病源于童年时期的心理创伤，对待精神疾病大多也只是采取精神疗法。要知道，不直接损伤人脑的脑研究技术（如核磁共振等）诞生至今也仅有二三十年而已。

奥古斯特·狄特夫人出现了严重的妄想症状，表现为对自己丈夫的强烈妒忌。她被送进精神病院接受治疗，并在那里见到了阿尔茨海默医生。

阿尔茨海默最先觉察到她的记忆和语言模式呈现出特殊的混乱状态，并认为问题出现在脑部。奥古斯特·狄特去世后，阿尔茨海默对其遗体进行解剖，并在显微镜下仔细观察了患者的脑部切片，从中发现了正常大脑不会出现的病变。

阿尔茨海默在奥古斯特·狄特夫人的大脑中发现了两处主要病变，其一是老年斑，其二是神经原纤维缠结。时至今日，这两种病变依然被视为引发阿尔茨海默病的重要因素。

这二者究竟是什么东西？通俗来说，就是大脑中消化不掉的大块垃圾。

只要人还在用脑，大脑就会产生垃圾。产生垃圾这件事本身没有任何问题，正常情况下这些垃圾会被分解、回收、再利用。但由于某些未知原因，有时垃圾无法自然分解，反而纠缠在了一起，变得越来越大，最后形成了这些大块垃圾。积聚在多个神经细胞之间的大块垃圾就是"老年斑"（名为"β-淀粉样蛋白"的异常蛋白质沉积），积聚在单个神经细胞内部的大块垃圾就是神经原纤维缠结（名为"tau 蛋白"的异常蛋白质沉积）。

这二者造成脑内信息传递不畅，神经元细胞接连死亡，进而导致大脑萎缩，患者逐渐出现各种认知障碍、运动障碍症状。

阿尔茨海默病能治愈吗

既然已经明白老年斑和神经原纤维缠结在脑内积聚是致病因素，那么只要把它们清除掉，阿尔茨海默病就能治愈了吧？

实际上，在阿尔茨海默病的初始阶段，是老年斑最先出现，此后神经原纤维缠结才会形成。所以有说法称元凶是老年斑，清除老年斑的药物也经历了长期研发和临床试验（老年斑早在患者本人和身边其他人察觉到异样之前就开始积聚，这个时间可长达数十年）。然而，二〇一八年年初相继公布的多份研究报告显示，即使清除了老年斑的源头——β-淀粉样蛋白，也无法阻止阿尔茨海默病继续发展。

问题比想象的更加复杂，各项研究都仍在进行。有研究称，不仅是成形的大块老年斑，在其形成之前的β-淀粉样蛋白聚合物状态也会对神经细胞造成毒害；有研究称，神经原纤维缠结是单独形成的，与老年斑没有关系，因而 tau 蛋白也是病因之一；还有研究称，致病因素不只有老年斑和神经原纤维缠结。

形成老年斑的 β-淀粉样蛋白与形成神经原纤维缠结的 tau 蛋白是怎样相互影响的呢？它们与阿尔茨海默病又有怎样的关联？时至今日，这些疑问依然被层层迷雾掩盖，自然也很难找到有效的治疗方法。二〇二一年，经美国食品药品监督管理局（FDA）批准，用于抑制脑内 β-淀粉样蛋白积聚的药物"阿杜卡单抗"上市。

病情发展的典型特征

虽然我们尚不清楚老年斑、神经原纤维缠结如何变化，以及二者与阿尔茨海默病有何种具体关联，但年龄无疑是阿尔茨海默病最大的风险因素。只要达到一定的岁数，任何人都有可能患病。随着全球老龄化的持续加剧，阿尔茨海默病患者的人口比例必然水涨船高，这种疾病将波及越来越多的人。二〇一七年，哈佛大学神经学博士莉萨·吉诺瓦在 TED 大会演讲时讲到，如果人类的平均寿命达到八十五岁，那么每两个人中就有一个人患有阿尔茨海默病，另一个人则要陪护这名患者。通常认为，年纪越大，异常蛋白质积聚的数量就越多，患病的可能性越大。

我们已知神经原纤维缠结会最先杀死记忆中枢海马体的细胞，而后随着时间的推移，细胞死亡的范围会缓慢地向大脑皮层扩展。

因此，患者本人及其亲朋好友最先注意到的异样往往是记忆问题。随着细胞死亡的范围越来越大，除了记忆力，患者的语言能力、思维能力等日常生活所需的认知能力、运动能力都会逐渐衰退。

所谓阿尔茨海默病的发展，实质上就是脑部损伤的范围扩大。这种损伤最终会蔓延到掌管行走、进食等身体基本机能的大脑部位，造成患者身体机能丧失。阿尔茨海默病患者最常见的死亡原因是吞咽障碍导致营养不良，进而感染肺炎等传染病。

被确诊为阿尔茨海默病后，患者平均存活时间是四年到八年。不过，也有不少人坚持了长达二十年。这是一种个体差异巨大的疾病。较之于其他老年人常见病，这种疾病的典型特征是过程漫长、发展缓慢。

首发症状是什么

一般而言，阿尔茨海默病的发展速度，以及各类症状显现的先后顺序都因人而异，而且差异很大。不过，患者的共同之处是最先出现记忆障碍，无法记住新的信息。

人一旦上了年纪，大脑就会逐渐萎缩。与脑部整体萎缩相比，阿尔茨海默病早期患者的海马体会萎缩得更加明显。换言之，就是海马体的萎缩程度与年龄不相符。

海马体的功能十分重要，它能够将此时此地发生的事情储存为长期记忆。一九五三年，一位名叫亨利·莫莱森的患者为了治疗癫痫病，接受了包含海马体在内的内侧颞叶切除手术。术后，癫痫病得到了治愈，但他再也记不住新的东西了。比方说，不消几分钟，刚刚问过的事情他就要再问一遍。又比方说，他与陌生人见面后互相做了自我介绍，并热情地交谈了一会儿，然而次日再见到那人，他又会问候道

"很高兴认识你"。亨利·莫莱森记得手术之前很多年的事，但对手术之后发生的事情毫无印象。

海马体受损后，新的记忆无法形成。已储存的记忆总体来说平安无事，但其中最近几年的记忆也有可能会渐渐消失。这种症状叫作"逆行性遗忘"，其原因是近期进入大脑的信息尚未得到巩固，会受到海马体损伤的影响。

海马体被称为"记忆中枢"，但它不是"记忆仓库"，而是储存记忆过程中不可或缺的部位。新的信息需要由海马体转换为能够储存在大脑皮层的形态，这一过程被称为"编码"。上了岁数以后，每个人的记忆力都多多少少有所衰退，有时候遇到复杂的事情，就算重复很多遍也记不住。阿尔茨海默病患者的记忆障碍，其特点是记不住极为简单的新事物，背后原因就是海马体受损。

除"编码"外，海马体还能调取储存在大脑皮层当中的记忆，这一过程被称为"检索"。由于记忆储存在大脑皮层的其他位置，所以即使海马体受到损伤，记忆也不会消失，可在检索记忆时会出现障碍。因此，患者也会出现远期记忆"想不起来"的现象。

阿尔茨海默病早期患者无法顺畅地描述当天发生的事情。他们记不住自己与他人的约定，时常出现言而无信的情况。由于新的信息在大脑中得不到巩固，患者也理不清正在进行的对话的脉络，这让他们很难正常与人沟通交流。而且，患者还难以实现自己的目标，比方说他们起身想要做些什么，可是站起身后又忘得一干二净。他们不能准确把握"此时此地"的状况，所作所为也就失去了条理。判断力下降，因而像做饭、打扫卫生等很简单的工作也无法完成。此外，诸如现在是何年何月、自己身在何处等认知（这种认知称为"定向力"）也会出现混乱。不停说同一句话，或是重复做某一件事。更严重的是，患者还会忘记"遗忘"这件事本身，难以准确把握自己的症状，表现出自我认知方面的问题。

上述症状都与海马体有关。普遍认为，患者本人如果不能准确把握这些症状，就会变得不知所措，总是觉得"哪里不对劲"，很容易产生心绪焦躁和抑郁倾向。

最困扰人的两个方面

"攻击性"和"游走"是最常被提及、也最令人困扰的阿尔茨海默病症状，它们被称为"痴呆伴发精神行为障碍"。此类症状是可控的，它们有别于上述由海马体细胞永久损伤而导致的记忆障碍、定向力障碍、理解力障碍、判断力障碍等治不好的症状。

以"攻击性"为例。阿尔茨海默病病情不断发展，导致大脑皮层中与抑制情绪密切相关的前额叶严重受损，这样一来，患者确实会在某些时候变得易怒，产生难以抑制的攻击冲动。但这只是攻击行为产生的次要原因，更重要的因素是海马体受损，让患者记不住此时此地发生的事情，无法独立生活，因而感到茫然无助，自尊心遭受巨大伤害。

如果一个人心里想的都是"什么也干不成""总是给别人添麻烦""我真没用""帮不上什么忙"，那么自然而然会失去信心，自怨自艾。

患者的亲朋好友也会产生同样的困惑——"这人怎么连这点事都干不好""怎么连这种事情都能忘了"，倘若他们无心地把这些疑问抛向患者本人，那么患者便会越发感到无地自容。阿尔茨海默病会渐渐破坏人们互敬互爱的关系，这便是攻击行为产生的原因。

换言之，即便患者有再多做不成、做不对的事情，都要从人格上尊重他们，肯定他们的所作所为，这样便可以缓解他们的攻击性。

"游走"症状同样存在种种原因，但与攻击性一样，其中一个重要原因是患者感知不到自己的作用和定位。患者会因为"这里没我能干的事""没人需要我""也许我能去别的地方找点事干"之类的不安和焦躁感而离家出走，漫无目的地徘徊，最终找不到回家的路。缓解游走症状的方法同样是要让患者拥有一个安定的心境。

总之，脑损伤虽然不可逆转，但是我们依然可以通过情绪层面的关爱，缓解患者因为行为能力衰退而产生的失落不安。

目前医学界的治疗方法

　　截至二〇一八年，阿尔茨海默病的致病原因依然不明朗，也没有可以根治的药物。也就是说，现阶段阿尔茨海默病无法治愈。那么，医院开的是什么药呢？是经过批准的、有机会延缓病情发展的药物。

　　目前，日本市面上共有四种药物，其原理都是作用于脑神经递质（也就是神经细胞之间释放的化学物质，大脑传递信息依靠的就是电信号和这种化学物质），提升脑网络信息传递效率。它们大致可以分为两类——

　　第一类药物的作用是增加乙酰胆碱。乙酰胆碱是大脑神经递质的一种，在阿尔茨海默病患者的大脑中，这种物质的浓度会降低。（药品名称：多奈哌齐、艾斯能、加兰他敏。）

　　第二类药物的作用是拦截谷氨酸。谷氨酸也是大脑神经递质的一种，在阿尔茨海默病患者的大脑中，这种物质会在神经细胞之间异常增多，造成谷氨酸受体持续遭受刺激。（药品名称：盐酸美金刚。）

目前，尚不清楚这些神经递质为什么会缺乏或过剩，因此上述药物只是针对表象进行治疗。至于它们能否真正抑制、延缓症状，还要打一个问号。事实上，法国卫生部就否认了这四种药物的效果，并于二〇一八年八月将它们撤出了医疗保险名单。可是，既然阿尔茨海默病的发病机制尚无定论，那现在能做的就只有"头痛医头、脚痛医脚"。

我母亲就诊的医院只提供了药物疗法。但其实除了吃药，还有运动疗法、音乐疗法、回想疗法等其他方法。

所谓运动疗法，就是通过定期锻炼来达到良好的疗效。每周运动三次左右的人与运动次数不足三次的人相比，患阿尔茨海默病的概率更低。小白鼠实验显示，运动能够加速β-淀粉样蛋白分解，减少"老年斑"，也就是说，可以有效延缓阿尔茨海默病的发展。

音乐疗法就是让患者聆听音乐放松身心。回想疗法是通过谈话唤起患者的重要记忆，或是利用照片、物品让患者讲述回忆。遗憾的是，尚无科学数据证明这两种疗法能够影响阿尔茨海默病的进程。

不过，至少在应对阿尔茨海默病附带的焦虑、抑郁、萎靡不振等情绪化问题方面，音乐疗法的效果是被认可的。即便一个人的认知功能严重衰退，他依然可以享受音乐，譬如跟随音乐有节奏地晃动身体。这能为患者的生活平添几分生趣，也有助于他们心情安定。

回想疗法也可以消除阿尔茨海默病带来的孤独感。而且回想重要的过往，还可以让患者在追忆中体会到一份安心感。即便记忆力已经衰退、无可挽回，我们仍可以借助患者保留的远期记忆，激发他们乐观向上的情绪。

母亲不再是"母亲"了

到这里可以得出一个结论——脑损伤无法用药物治疗，但我们可以从情感层面关怀阿尔茨海默病患者。

然而，还有一个最重要的疑问没有解决。这便是让阿尔茨海默病患者本人和亲朋好友们最揪心的问题——"他可能会变得不再是他"。这是一个涉及人格的问题。

记忆出现问题，不能做出正确判断，以前信手拈来的事情做不成了，本不应该忘却的事情也忘得一干二净，本不应该犯的错误一犯再犯。一个生活中井井有条的人变得不会打扫卫生了，屋子里乱七八糟。不论外人还是这个人自己都难免心生疑虑："一个那么爱干净的人怎么会变成这样？"

"母亲会变得不像母亲吗？"

没有什么事比这更让我感到恐慌。

正如前文"攻击性"的部分所述，以现阶段所掌握的情况来看，一旦大脑的前额叶受损，人格就有可能发生改变。可是，单就阿尔茨海默病而言，就算出现这种情况，也是在病情发展得较为严重以后。因此，即使患者在病程早期出现一些异样，那也不是人格改变所致。"异样"的首要原因仍是海马体受损，导致患者无能为力的事情变多，让人觉得他不再是"他"，仅此而已。

一个厨艺精湛的人做不成饭，一位木匠做不成木工活，可以说他们身上的显著特质确实消失了。但是，一个人会做什么、不会做什么，就等同于这个人的全部吗？

在下一章，我将详细记录这两年半以来母亲的言谈举止，从脑科学的角度探究这些外在表现的原因，希望以此帮助身边没有阿尔茨海默病患者的读者，了解这种疾病的真实情况，也希望能帮助已经罹患这种疾病的人及其亲朋好友了解那些看似莫名其妙的言行背后的缘由。此外，我还将介绍我和我的家人针对母亲发生的变化采取了哪些措施。希望这份记录能够成为一张处方。

第三章

脑科学家开出的处方

激活病人的默认模式网络

母亲在生活中出现了哪些具体症状？

举个例子。有一天，我和母亲都在厨房，我一边洗东西一边用余光观察她的举动。我刚才让母亲帮忙把味噌放到锅里化开，这时候她正要动手。只见她舀出一些味噌，像往常一样放进锅里，慢慢搅动。"呀，不错嘛，把味噌化开了。"可正当我放下心开始专心清洗东西时，母亲忽然问我："咦，我放味噌了吗？"尽管那一锅褐色的汤汁就摆在她面前。

还有一天，需要完成的工作和家务都干完了，我跟母亲坐在餐桌旁，吃着一起做好的香喷喷的晚饭。就在我心想终于可以松一口气时，母亲问道："对了，孩子们都睡了吗？"家里只有父亲、母亲和我，哥哥结婚以后就搬了出去，哪里来的什么小孩子？就算有小孩子，那也是我和哥哥小时候的事了。

想必也有人被类似的情况吓到过吧？

这就是我母亲二〇一八年的状态。那时，距离确诊阿尔茨海默病已经过去两年半了。

医院出具阿尔茨海默病诊断结果的那一天，我坐在回家的车上，思索自己能够为母亲做些什么。

如今，没有任何一种药物能够根治阿尔茨海默病，但有些药物具有延缓病情发展的疗效。为了阻止病情进一步恶化，我别无选择，只能下定决心让母亲服用这类药物。此外，即使最终治愈无望，除了服药，也依然有许许多多可以做的事情。

经过医院的脑部检查，我了解到母亲目前的两大问题——

第一，与大脑其他部位相比，海马体明显萎缩。

第二，大脑皮层的后顶叶皮质活动水平下降。

二者均为阿尔茨海默病患者典型的脑部病变。

关于症状一，也就是阿尔茨海默病始于海马体萎缩的相关内容，我已经在第二章介绍过。至于症状二所说的后顶叶皮质，这一部位与海马体本身存在着密不可分的联系，它们都是被称为"默认模式网络"的脑功能网络的组成部分。因此，一旦海马体出现异常，后顶叶皮质的功能也会相应地退化。实际上，海马体的损伤也会影响除后顶叶皮质以外的其他脑区，但公认后顶叶皮质的受损最具有代表性。

"默认模式网络"是一种由多个大脑区域相互连接而形成的网络，较之于专注状态，人脑在休息或放松的时候，该网络更为活跃。

可能在很多人看来，注意力越集中，大脑的活动水平就会越高，但事实上并不能这样一概而论。一些脑区在静息状态下的活动水平更高。那么，在休息的时候，人脑究竟在做什么呢？主要是整理记忆。

人脑会利用休息的时间整理专注时所经历的事情。"以前也遇到过这种事，这是一项今后用得到的重要经验，要把它保存起来。""这是一段前所未有的经历，而且目前对它的认识还不够透彻，暂时把它存放在这里吧。"人脑恰恰是在睡眠或休息的时候，才会像这样对记忆进行归纳整理。对于人脑而言，专注固然重要，休息同样不可或缺。

众所周知，如果一个人不眠不休地冥思苦想，看似效率很高，实则事倍功半。这是因为大脑源源不断地接受了很多新事情，但顾不上归纳整理，发现不了不同经历之间的关联，也无暇区分这些经历的轻重缓急。

想必大家都有过这样的经历：在泡澡或清晨醒来的时候，猛然灵光一现、茅塞顿开，不觉失声感慨；又或是某个时刻，一段埋藏心底、回想起来便会羞愧难当的记忆忽然浮上心头。之所以会这样，就是因为默认模式网络在沐浴或睡眠等放松状态下会变得更加活跃。它会在我们经历的各种事情之间建立联系，或是唤醒某些有意义的远期记忆。后顶叶皮质和海马体在这个归纳整理的过程中发挥着重要作用。

我心中明白，母亲正是默认模式网络出现了异常。外界刺激一窝蜂似的涌入她的大脑，但她无法归纳整理脑海中的记忆，也无法从中筛选出真正有意义的内容。这便是她现在所处的状态。

因此，即使她打起精神想要做些什么，也总是茫然不知所措。随着这种情况接二连三地出现，她可能会逐渐失去自信，甚至主观上放弃要做些什么的意愿。事实上，母亲已经放弃了她钟爱一生的合唱，也不再下厨做饭。

母亲经常坐在沙发里一动不动，有很长的休息时间。既然默认模式网络是在休息时串联活跃的脑区，那么按理说只要悠闲地坐着，就应该更加活跃，但为什么活跃度不升反降呢？

因为母亲表面上是在休息，其实心里充满了焦虑不安，大脑也依然在忙碌着。这种状态与专心致志地思考问题并无二致。

于我而言，当务之急就是想方设法激活母亲的默认模式网络。

我让母亲散步和做饭

　　激活默认模式网络的办法有很多，我想到的是让母亲去散步。不是怀揣着某个特定问题，一边沉浸在解决问题的思考之中，一边专心致志地走路，而是什么也不想，彻底放空自己，漫不经心地散步。散步时，人能够从街景、大自然等外部事物中获得许多新发现。"咦？这里居然有这个东西。""这花开得好漂亮。""走在那边的家长和孩子看上去真开心。"这些对外部世界的新发现会神奇地唤醒邈远的记忆，带来内心深处的发现，"哎呀，这么一说，之前我就遇到过这事，当时我是这么想的……"

　　在散步的时候，身边的景色不断变换，眼睛、耳朵、鼻子、皮肤，还有手脚的肌肉，便会将各种各样的信息传递到大脑。虽然什么都没有做，只是单纯地散散步，但却在放松的同时，不经意间给人以适度的刺激，让默认模式网络更加活跃地整合记忆。如果坐着不动，就无法利用外界各种各样的刺激来摆脱满脑子里的烦心事。散步的时候不必刻意命令自己"不要想那些有的没的"，只需要顺其自然，就能恰到好处地在不知不觉之间感受刺激，在放松状态下唤醒人生中一桩桩一件件往事的回忆。

事实上，只要对人在散步时的自由联想加以适当引导，就能让人清晰地回忆起自己全部的人生经历。这一惊人的发现由英国维多利亚时代的科学家、探险家弗朗西斯·高尔顿提出。这正是默认模式网络在发挥作用。

于是我想到，不妨先让母亲散散步。散步也算一种运动疗法，上一章介绍过，运动对阿尔茨海默病具有一定的疗效。就算不能治病，运动对身体也没有坏处。运动可以促进血液循环，保持身体健康。在我的建议下，父亲和母亲很快便养成了每天散步的习惯。

这两年半以来，母亲阿尔茨海默病的症状虽然没有什么明显好转，但由于坚持散步，至少保持了心情愉悦。每天都感到心情愉悦是一件了不起的事情。随心所欲地走走转转，每天两个小时左右，就改善了母亲原来坐在沙发里一动不动、干什么都提不起精神的状态。后来，她居然开始主动要求去散步了！每天，母亲一看到父亲慢慢悠悠收拾东西的样子，就会催促说："快点吧，还不出发吗？"

而且，在母亲开始散步之后不久，我便收到了母亲朋友发来的邮件。邮件这样写道："看你妈妈的状态，比之前安定多了。她还对我说，'当家的退休以后，两个人最近总算能一起不急不慌地散散步了，我可高兴了'。"

其实，对母亲来说，散步这项运动带来的最重要收获，不是让她恢复健康，也不是让默认模式网络变得活跃、人变得更有精神，而是能够与父亲相依相伴。两人虽然共度一生，但也许从来没有像现在这样，规划同一段时间，去做同一件事情。尽管这并不能抑制异常蛋白在大脑中沉积，但实实在在地让母亲享受到了片刻幸福的时光。

除了散步，我还想到一件可以让母亲去做的事情。

既然母亲的海马体和默认模式网络出现了问题，导致眼前发生的事情难以在大脑中固定下来，她也不能正常地整合记忆，无法准确把握和判断自己所面对的情况，那如果我和父亲代替母亲来做判断，守在她身旁给予提示，母亲是否就可以做更多的事了？

实际操作起来是这样的。比方说，母亲正在切白萝卜，打算做味噌汤。但切到一半，她忽然忘记了切萝卜的原因，也不明白为什么旁边还烧着一锅开水。母亲想不起来自己刚才在干什么，也不知道接下来要干什么，此时她的慌乱可想而知。长此以往，她可能还会因此失去做饭的意愿。

那么，在母亲忘记自己为什么要切萝卜的时候，如果身旁有一个人提醒她说"你这是要做味噌汤呀"，她是不是就可以把菜切好了呢？如果由其他人帮助做判断，母亲是不是就可以做饭了呢？

由于海马体功能衰退，母亲只记得眼前要做的事情是切白萝卜，但想不起来本应在几十分钟以后实现的远期目标——做味噌汤。对此，我只需要从旁反复提醒她"白萝卜是要放进味噌汤里的"就可以了。

母亲还会切菜，就表明她并没有丧失做饭所需的各种单项技能，只是不能顺畅地把它们串联起来。我要做的就是在厨房陪着她，让她尚且保有的能力免受判断力下降和焦虑的影响。

每当不知道下一步要做什么的时候，母亲都会面露愁容，这时我的作用就是帮她拨开云雾。其实，母亲只是失去了做饭的能力，我却是从来都没有下过厨房的。所以这也是我向母亲学习做饭的一个好机会。

我暂且为母亲安排了两件事：与父亲一起散步，与我一起做饭。

我想，这两件事一定可以帮助母亲找回往日时光，重拾继续生活下去的各项能力。父亲带着母亲一同散步，重温二人世界，我则向她学习今后生活不可或缺的厨艺。母亲能做的事情越来越多，渐渐摆脱了面色苍白地窝在沙发里的状态。我要出门的时候，她也会像从前一样唠叨几句"天不好，带上雨伞""外面冷，带上外套"。我感冒时，她也会悉心照顾我，甚至自己一个人熬了粥。母亲变得更加安定，找回了自信，也更加关心周围的人和事，恢复了她曾经的模样。

　　散步和做饭其实是向母亲传递了这样一个信息——"虽然你得了阿尔茨海默病，但是我们会一如既往地与你并肩前行。"毕竟母亲的无能为力，都来自内心的焦虑和抑郁。

母亲日常生活中的"迷惑行为"

　　就这样，我每周陪母亲做三次晚饭，她也确实能够在我的提示下很好地完成。甚至有一次，我因为感冒卧床不起，母亲仿佛一夜之间焕发力量，仅凭一己之力便为我做好了饭。

　　平时都是由我决定菜单。因为即使我问母亲想要吃什么，她也拿不定主意，只会反问我"吃什么好呢"——看来她依旧不擅长做判断。不过，只要敲定菜单，母亲便会积极地协助我。烹饪的过程中，她会反复询问："这个是干什么用的？我们现在在做什么呢？"我不得不一次次给她提示。不过，我这样反倒表现出一种"我想做饭，请你告诉我该怎么做"的积极状态，让母亲很开心。

　　接下来，我将详细介绍两年半以来，我和母亲一起做饭，以及一家人围坐在餐桌旁所经历的事情。其中既有母亲的问题，也有我的问题。

在了解了具体问题之后，我还会对照脑科学知识，探究这些问题背后的原因。

● 拿手菜不会做了

我想尽可能在母亲彻底失去记忆之前，学会她的所有手艺。

提起母亲的拿手菜，眼前顿时浮现出天妇罗和茶碗蒸。母亲做的天妇罗深受全家人喜爱。我的祖父在我上小学时就已经去世了，但我依然记得他在世时，每次都对母亲做的天妇罗赞不绝口。当年，我的外祖母因为心疼工作家庭两头忙的母亲，时常给我们家送饭。但只要说到天妇罗，一向金口难开的外祖母也会由衷地夸赞母亲一句："还是你做的好吃。"

我想要跟母亲学做这道能让全家人大快朵颐的菜，于是在某天引导母亲说："今天炸个天妇罗吧。"然后在旁边观察她的操作。

"天妇罗？好呀！"母亲说罢便着手准备。我全程没有提示一句，母亲也没有问任何问题。最后，在我无声的注视下，母亲独立做好了天妇罗。这一次并非特例，此后每次炸天妇罗都是如此。在母亲有信心的领域，一切都水到渠成。

至少是在早期阶段，阿尔茨海默病患者都还保留着大量的记忆。

如前文所述，在母亲炸天妇罗的时候，我基本没有插上手，因而只是记住了制作方法，至于能不能还原母亲做出来的味道尚未可知。炸天妇罗需要用很多油，每天换油是一桩麻烦事。但是这道天妇罗却是我站在旁边，看着母亲自己从头到尾独立完成的菜肴，是独属于我和母亲的菜肴。

可惜，另一道拿手菜茶碗蒸的制作过程远远没有这么顺利。以下就是母亲做茶碗蒸时我和她的对话，读者看罢自然会明白我为什么学不会这道菜。

在做天妇罗的那段时间，有一天我提议说："咱们做茶碗蒸吧。"一开始母亲也是劲头十足地回答："好呀。"

"茶碗蒸好做吗？"

"简单着呢。"

"那咱们去采购原料吧？"

"先把要买什么写下来吧。"

然后母亲笔走龙蛇地写下一个字——蛋。

"这样呀，也就是说基本原料就只需要鸡蛋和鲜汤，对吧？"

"没错。"

"鲜汤的话，可以用那种速溶鲜汤吗？"

"可以呀。"

"配料呢？您之前放过香菇、鸡肉、鸭儿芹、鱼饼。是不是还有菠菜？"我特意略去了不容易想起来的银杏。

"对，有这些就可以了。"

我们两人前往商店，母亲挎着购物篮，一边看笔记，一边领着我在店里穿梭。终于采购齐全，我们回到了家里的厨房。

"先切配料吧。菠菜需要先焯一下水吗？"我问。

"是的。"

"鸡肉用不用先在白酒或米酒里去腥？"

"没错。"

"那我先去弄着，您能帮我切一下鱼饼、鸭儿芹和香菇吗？"

"香菇怎么切？"

"做茶碗蒸嘛，要不就切成薄片吧。"

"好的。"

接着母亲便把我准备焯菠菜的热水浇在了鲜嫩的生香菇上。

"这……这是焯菠菜的水。再烧一次水还是小事，可鲜香菇浇上热水，后面还怎么出汁呀？"我有点摸不着头脑了。

"所以才需要烫一下呀。"

我在做饭方面经验不足，也不清楚生香菇到底应不应该烫一下，心里莫名烦躁。而后，我又烧了一锅开水。母女两人一声不吭地闷头忙着各自手里的活。等我回过神来，发现不论是香菇、鱼饼还是鸡肉，母亲都切了一大堆。

　　"是不是有点多？"

　　"这不正好嘛。"

　　"那鸡蛋和鲜汤呢？鸡蛋要用多少个？"

　　"两个就行了吧。"

　　"鲜汤呢？是用常温水化开，还是用热水？可以把鸡蛋打在里面吗？用不用过滤一下？"

　　母亲沉默不语。

　　我只好先打了两个鸡蛋递给母亲，结果她直接把速溶鲜汤颗粒撒到了蛋液里。接着把蛋液倒入盛放着香菇等配料的容器里。

　　"水呢？"听到我的疑问，母亲在倒完蛋液以后，直接拧开了自来水管往里加水。

　　"……这样可以吗？"

　　"可以呀，就这样开始做吧。"

　　结果茶碗蒸的上半部分软趴趴，下半部分干巴巴，口感很差，寡淡无味。

　　其实，这是我的问题。我虽然请母亲教我做饭，但没有充分信任她，反而一知半解地引导，没有静候她自主行动。因此，没有像炸天妇罗那样收到好的效果。

● 信不过新的菜品

我之前几乎没有下过厨房，会做的菜屈指可数，母亲能够回忆起来的菜品也很少，于是我们每天都只能重复那几道菜。

重复的菜品包括金平牛蒡、土豆烧肉、炒西兰花、咖喱和猪肉酱汤。这几道菜还都是我谈恋爱时心血来潮，想要为心上人做便当才向母亲学的，那时候母亲还没有生病。

为此，我按照网上的教程学习了新的菜品，例如糖醋里脊。当然也都是和母亲一起做，母亲为我打打下手，做一些切菜之类力所能及的事情。然而这些菜做好以后，母亲碰都不碰。刚开始我以为是不好吃，可就算口味做得很成功，任凭我再怎么劝，她也只是嘴上答应说"好"，坚决不动筷子。即使吃，也不过是用筷子头蘸一点汤，放进嘴里咂巴一下，就立刻露出厌弃的表情。

母亲也不是不饿，正餐时间一结束就立马吃起了零食，这让我很不开心。我特意早早结束工作回到家，费尽九牛二虎之力做了一顿饭，哪怕味道真的不好，哪怕有些违心，做母亲的也应该对初学乍练的女儿夸上一句"好吃"吧。当我向母亲抗议说"吃都不吃，太过分了"，母亲却坚称自己吃过了。

每次我研究新菜，母亲都是这种态度。终于有一天我实在气不过，丢下一句"我再也不做了"，就跑回了自己的房间。也许这让母亲感到有些尴尬（海马体与大脑中掌管情绪的杏仁核密切相关，而让人产生强烈情绪的事情比其他事情更容易在大脑中得到巩固，也就是说刺激性强的事情更易于形成记忆），于是她想出了一招——趁我不注意，把我做的新菜拨到父亲碗里。这个方法既不会让我生气，也不会委屈她自己。母亲在席间一言不发，焦急地等我吃完离开。这让我想起自己上小学的时候，遇到不爱吃的配餐也会这样费尽心机地藏起来。母亲就是这么讨厌我做的菜，而且态度极为顽固。

●味觉发生变化

我还发现，母亲的味觉可能发生了变化，对于口味的好恶变得格外明显。

相对于我做的菜，母亲明显更热衷于便利店的炸丸子之类味道浓烈的小零食，这当然更让我窝火了。但这也没办法，母亲更喜欢口味稳定的食物，我做的菜口味是不可控的。还有，母亲之前没有那么讨厌吃肉，现在就连猪肉酱汤里面的肉丝都要刻意挑出来。她不吃任何生食，例如凉菜、刺身、寿司。后来，但凡食物的外观有些许不合心意，她就会表现出排斥感，而且被她排斥的食物越来越多。

● 对眼前的事物视而不见

有时，母亲会对眼前的事物视而不见，比如在这一章开篇部分我讲的有关味噌汤的事。母亲亲手放入味噌，而且放入味噌的锅就摆在她的面前，她却问我"放味噌了吗"。

类似的情况经常发生，比如关水龙头。

我家厨房的红色水龙头出的是热水，蓝色水龙头出的是自来水，十年来不曾改变。然而，母亲每天转动红色水龙头的时候都要惊讶地说一句："真奇怪，怎么突然出热水了。"仿佛根本看不见那里有两个水龙头似的。

又比如，我让母亲帮我盛饭，她答应下来，手里拿着饭勺，眼睛却盯着放味噌汤的锅，看也不看电饭煲。也许她不记得哪个东西是电饭煲，也许是出于某些原因，她的注意力都在味噌汤上，忽然听到"盛饭"这个外部指令后一时不知所措。

母亲还经常弄错筷子的数量。父亲、母亲和我三个人吃饭，本来已经拿来了三双筷子，但她依然问我还差几双。显然，她没有数清楚有几个人。

● 陷入回忆不能自拔

母亲常常会在大家都很放松的时候吓人一跳，比方说做完饭，终于要开饭的时候；又比方说，饭菜很香，吃得很开心的时候。偏偏是在这些大家感到幸福美满的时刻，母亲会突然冒出一句莫名其妙的话，类似那句"孩子们都睡了吗"。

母亲还曾经看着坐在餐桌旁的我和父亲问道："咦，儿子跑哪儿去了？"事实上，我哥哥早在结婚之后就搬出去住了。有时候她还会猛然来一句："哎，已经回来了吗？"说话时也不加主语，根本不知道她说的是谁。但如果这时候反问她："您说谁回来了？"她也不会回答。似乎在母亲看来，餐桌上不应该只有父亲、我和她三个人。

曾有一次，母亲对我说："那个谁两三天前打电话来了，我们今天见面了。"她说的这个人是她的儿时玩伴，两人至少几十年没联系过了，但她说话时的模样仿佛见面的事就发生在昨天。她还会对我说一些我完全不明所以的事，比如有一次对我说："你今天和朋友出去玩了一天，是因为房子盖好了，很开心，对吧？"后来我问了父亲，才知道很久以前母亲娘家翻盖过房子，母亲可能是在吃饭时回想起了当时的情景。

母亲所说的话跨越了不同时空，她经常把过去与现实交织在一起，尤其是在餐桌前——这个有幸福回忆的场所。

这个场所似乎让母亲产生了错觉。在她看来，我和哥哥还处在最可爱的年龄，都还是孩子。母亲每隔三天就会提到一次"孩子"，就像刚才提到的那句"儿子跑哪儿去了"。哥哥已经组建了自己的家庭，但在母亲心里，他即使已经不是孩子，仍然时常住在家里。

母亲似乎还会深深陷入自己孩提时代的餐桌记忆中。据说母亲小时候，与街坊四邻之间走得很近，许多玩伴相处得就像家人一样，几乎每天都在一起吃饭。母亲娘家常常是亲戚、邻居聚集一堂，热闹非凡。与那时候相比，如今只有三个人的餐桌显得格外冷清，也难怪母亲如今频繁产生有人回家的幻觉。

● 干活时心情愉快就会唱歌

当我基本不做提醒，母亲一个人专心致志干活时，她经常哼唱一首名叫《初恋》的歌。我不知道这是谁的歌曲，也不了解这首歌关乎母亲怎样的回忆。我试着了解过，但不太成功。

很多时候，只要母亲心情愉悦地哼起歌，她随后都能准确地说出当天真实发生的事，语言表达也很清晰。比如，有一天她对我说："今天去医院探望了你姥姥，她精神头很不错，还问你现在忙什么呢。"那天母亲确实去看望了外祖母，与母亲一同去医院的父亲证实，外祖母也确实问到了我。

● 被偶然看到的东西吸引注意力

母亲把做好的菜从锅里倒进一个大盘子，然后花费很长时间把菜摆得漂漂亮亮。可是，她忽然发现了我提前准备好的、要拿到餐桌的三个分餐用的小盘子，于是她又继续在厨房里把菜分装到小盘子里。看到这一幕，我不禁在心中呐喊：既然如此，又何必费事在大盘子里摆盘，直接把锅里的菜盛到小盘子里不就好了，还省得多刷一个大盘子。

母亲经常像这样被偶然间映入眼帘的事物吸引注意力，导致手头的事情半途而废。例如，煮饭的时候忽然看到了什么东西，随即就直奔那里而去，把还敞着盖子的电饭煲忘到了脑后。

● 对洗餐具大包大揽

"这个（蔬菜）要放到这里（锅）吗？"即使面前只有一捆蔬菜、一口锅，没有任何其他选择，母亲也会问我。或者明明是自己尝一口就能知道的事，她也要问我一句："味噌到这个程度就可以了吧？"就算我对母亲说"您随意就好""您自己做决定"，她也一定要获得我的认可。当然，这是判断力下降所致，但也有可能是母亲害怕做错，不愿意事后惹我生气。还有可能是我平时为母亲做了太多的决定，让她以为无论大事小事都必须征求我的同意。

不过，唯独洗餐具这件事，母亲从不听我的话。这两年半以来每次都是她自己洗餐具。当我端着餐具走进厨房，她必然会说："就放那里，我来洗，你坐着吧。"洗餐具很简单，只需要放在水槽里用海绵洗一洗就可以了。想必母亲坚信这是一件她自己力所能及的事情。

因此，即使母亲忘记用洗洁精，即使餐具还残存着污渍，我也从不帮忙。能够听到厨房传来哼唱的歌声，对我来说是一种莫大的幸福。

●孤身一人时什么也不吃

如果我和父亲都不在家，母亲就会一天到晚都不吃饭，直到我们回家。有时候能看出她动过零食，但显然不像吃过饭的样子。问她"吃饭了吗"，她的回答是"没有，等你回来呢"。

母亲原本就是一个在吃饭上很挑剔的人，宁肯不吃东西，也不愿意将就，所以长时间不吃东西也是常事。父母年轻的时候，父亲经常调侃母亲不食人间烟火。考虑到体格娇小的母亲从年轻时就有这个习惯，似乎对她整天没吃饭这件事，并没有过分担心的必要。但是转念一想，我和父亲一大早就出门了，晚上十点才回家，母亲整整一天水米不进，孤零零地窝在沙发里，又让人于心不忍。我瞄一眼母亲，她的反应也很敏锐："看什么呀？"然后露出了笑容，似乎在说"我只是想和你们一起吃饭"。

不是"该怎么治"，
而是"该做什么"

下面，我将从脑科学的角度来分析一下母亲的上述行为举止。

在解释母亲为什么能做出天妇罗却做不出茶碗蒸之前，需要先介绍一下人的记忆类型。

● 人的记忆类型

患上阿尔茨海默病并不意味着记忆丧失殆尽。人的记忆包含许多类型，每一类记忆所对应的脑部位置也各不相同。正如前文所述，阿尔茨海默病最先损伤的是海马体，海马体参与的记忆也会随之出现问题，不过至少在早期阶段，其他记忆依然是正常的。

人的记忆大致可以分为短时记忆和长时记忆。

短时记忆指的是存储时间仅为几秒钟的记忆，可以帮助我们完成某些活动，活动结束立即遗忘，例如打电话时背诵电话号码。这种记忆主要由前额叶负责。

在这一阶段，母亲的短时记忆没有问题。因此，她即使记不住烹饪味噌汤这个需要记忆数分钟的最终目标，也不会忘记眼前这个只需记忆几秒钟的短期目标——切白萝卜。

长时记忆是一种存储时间更长的记忆。它可以进一步细分为陈述性记忆和程序性记忆。

所谓陈述性记忆，指的是可以保留很长时间，并且可以通过语言传授的记忆。"某时某地发生了某件事"等个人经历显然是一种陈述性记忆。"那会儿想做味噌汤来着"同样属于这类记忆。

陈述性记忆作为一种可以通过语言传授的记忆，不但包括个人记忆，也包括人类共有的知识。例如，某人说出"新宿"这个词语，你的脑海中随即就会浮现出"新宿站东口是某某大楼、歌舞伎町和伊势丹商场，西口是东京都厅"的街区场景。从这种角度而言，词汇的含义也是一种记忆。

海马体在形成、回忆这种陈述性记忆的过程中发挥着不可或缺的作用，因此陈述性记忆会受到阿尔茨海默病的严重影响。患者会出现各种问题，譬如新的经历无法固定为记忆，记不住"想要做味噌汤来着"之类的事情，讲述过往经历的时候磕磕巴巴，说话时找不到恰当的词语，等等。

不同于陈述性记忆，程序性记忆虽然保留时间也很长，但无须通过语言传授。例如，骑自行车、滑雪、开锁、沿着熟悉的道路回家等，这些记忆不必以语言为媒介，而是身体反复实践即可获取。因为这类记忆主要由大脑基底核与小脑负责，所以很少受到阿尔茨海默病的影响。

回到天妇罗和茶碗蒸的话题。对于一道做了无数遍的菜品，母亲大概率无须刻意通过语言来明确它的制作方法，而是早已形成了身体记忆，也就是程序性记忆。事实上，母亲也的确是一言不发就做出了天妇罗。

由此，制作茶碗蒸失败的原因便浮出水面。茶碗蒸的做法与天妇罗一样，都是长年累月通过身体掌握的记忆，但我没有依仗母亲的身体记忆，而是在制作之前先行发问。我出于想要做得美味、不想搞砸等看似正常的想法，引导性地询问菜品的制作过程，结果却干扰了母亲的程序性记忆。

当身体无意识地进行着某种活动时，如果忽然间意识复苏，我们反而会变得不知所措。例如行走，平时我们都是很自然地摆臂迈步，但如果我们时刻强调伸右手的同时迈左脚，走起路来反倒会别别扭扭。那天跟母亲一起做茶碗蒸的事情就与此相似。

所以，有些时候，我们要信赖患者的身体记忆，这一点务必留心。

● 安心的问题

接下来探究一下为什么母亲信不过我做的新菜，我认为最大的问题是"不安心"。

其实只要站在母亲的角度考虑，这件事情就不难理解了。以前，母亲总是独立做饭，但现在不现实了，女儿不但踏入了她的地盘，还要发号施令。从协助母亲做好饭的角度来说，我留在厨房确实有一定作用。但与此同时，这也意味着母亲的某些东西被剥夺了，那便是母亲的领域、母亲的自尊心。

对母亲来说，自己做不成饭，并不能成为别人踏足厨房的理由。

不仅是新人，就连新菜，一道母亲自己从未做过的菜，作为主菜堂而皇之地摆上餐桌，也会让母亲产生一种自己的领域被剥夺了的感觉。看到母亲碰也不碰这道菜，我很伤心，但对母亲而言，这道菜的存在很可能就是一种侮辱。

众所周知，人一旦受到威胁，戒心就会变得越来越重。阿尔茨海默病会一天天地让人的忘性越来越大，让患者屡屡遭遇失败，在外人、家人面前搞砸许多之前不值一提的小事，自尊心遭到沉重打击。为了保护自尊心，患者就会拒绝接纳新鲜事物、未知事物、与自己不同的事物。

我当然理解母亲的心情，但是对于一个刚下厨房的新手来说，母亲直接甩脸子的做法让我的积极性深受打击。做饭时，如果我不站在旁边，母亲就无从下手；可如果我过分强势，又会伤害母亲的自尊心。这种矛盾整整持续了两年半。

不过现在我尝试了一些方法，尽力扭转母亲的感受，让她从被人逼迫做饭转变为自己主导做饭。

我负责切菜之类相对简单的工作，让母亲承担调味等看上去比较重要的责任。虽然我仍然会指点母亲遵循先后次序、选用哪些佐料，但在烹饪过程中我会让母亲自主进行各种行动，还会用恳请的态度对母亲说话："妈妈，这个就麻烦你了。"这样一来，母亲就有了一种"是我自己在做饭"的真切感受，渐渐地也不再那么执拗了。

不过有时候，即使我一开始就温柔地指点母亲，但她还是提醒一次忘一次，反反复复仍无动于衷，我便会丧失耐心，干脆自己动手。有时我还会质疑自己，凭什么非要这么低声下气？如何跟母亲配合始终是个难题。

时至今日，母亲对待新菜基本仍是碰也不碰，所以最好的方法还是继续做母亲习惯的菜品。

● **对味觉的影响**

母亲不吃我做的菜，除了"不安心"，可能还有一个原因：母亲的味觉确实发生了改变。导致味觉改变的因素有两个——

一是嗅觉问题。马塞尔·普鲁斯特的小说《追忆似水年华》里面有一个名场面，主人公把蛋糕浸泡在红茶里，散发出来的气味突然清晰地唤醒了他儿时的记忆。相对于需要经过视丘、大脑皮层才能传递到海马体的视觉、听觉等感觉信息，嗅觉可以省去繁复的过程而直接抵达海马体。可以说，气味无疑是有助于唤起记忆的一种强烈刺激。

因为气味刺激与海马体之间有如此密切的关联，所以一旦阿尔茨海默病让海马体受到损伤，人就难以感受到饭菜色香味中的"香"，进而导致味觉发生变化。

二是肠道功能问题。随着年龄的增长，人体逐渐无法吸收未经加热的生鲜食物。这是因为人在上年纪以后，唾液分泌、胃液分泌、牙齿、咀嚼肌、肠道蠕动等状态下滑，导致消化功能退化。

除了年龄因素，治疗阿尔茨海默病的药物（如加兰他敏）对消化系统也存在副作用。母亲就是如此，她第一次服用药物后就出现了副作用，感觉恶心反胃，在床上躺了两天。两天之后，虽然症状没有加重，但药物可能已经对消化系统造成了一定的影响，导致母亲的口味发生变化，不像以前那样爱吃生鲜食物了。

人所产生的"好吃"的感受，其成因其实十分复杂，是由消化系统的状态、气味口感所涉及的脑部综合感觉、自尊心的感受等聚合而成，绝非单纯取决于舌头上的感受器——也就是味蕾的敏感程度。

●感觉"过剩"与关注机制

前文谈到了母亲对眼前事物视而不见的问题。母亲在医院所做的脑部检查结果显示，造成这个问题的原因是大脑皮层的后顶叶皮质活动水平下降。后顶叶皮质是默认模式网络的一部分，对于注意力的形成具有至关重要的作用。

每分每秒都有海量信息涌入我们的大脑，这些信息来自眼睛、耳朵、皮肤、内脏……不过，感觉信息被动涌入大脑和大脑主动给予关注是两回事，有东西进入视野，不等同于真正看到。即便是健康人，也不可能有意识地获取所有进入视网膜的信息。就好比玩"大家来找茬"这个游戏的时候，不可能一眼就找出两张图片的所有不同之处。我们的视网膜显然从一开始就捕捉到了两幅图的所有信息，但大脑并不能立刻分辨出它们的区别。

这种情形称为"感觉信息"对"意识"的"溢出（过剩）"。也就是感觉信息过于庞大，意识无法抓住重点。在无法获取全部信息的情况下，我们的大脑为了不遗漏重要信息便开发出了关注机制。而后顶叶皮质就担负着其中一部分功能。

例如，一些右侧后顶叶皮质受到损伤的人会无视位于自己左侧的物体，这种现象被称为"偏侧空间忽略"。他们看不到摆在桌子左侧的晚餐，只吃右侧的。如果让他们画一张表盘，他们只能画出表盘右侧的七个刻度，也就是十二点到六点。他们不是眼睛看不见，而是没有关注到。经人提醒，他们便会恍然大悟："这里还有这些东西呀！我怎么没发现！"

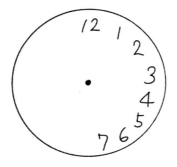

母亲之所以"对眼前的事物视而不见"，正是因为后顶叶皮质活动水平下降，不能有效关注信息（后顶叶皮质的功能将在后文详述）。

●过往记忆中安心的场所

如果遇到患者把过去和现实混为一谈的问题，又如何是好？

由于海马体萎缩，母亲记不住此时此地的事情，对现实的认知能力下降，对过往的记忆则相对增强。对母亲而言，较之于现实，过往更加鲜活，也更值得信赖。

人的记忆包含三个基本环节：编码——把外界输入的信息转变为能够储存在大脑里的形态；储存——储存信息；检索——提取信息。接下来，我循着这三个环节，解释一下母亲为什么会在吃饭时莫名其妙地想起孩子们。

记忆有三个环节，如果出现想不起来某段记忆的情况，人们通常会认为是第二个环节出了问题，也就是说，这段储存好的记忆消失了。然而，事实不一定如此。想不起来，有可能是最初外界输入大脑的信息不完整（编码失败），也可能是无法顺利提取储存的信息（检索失败），未必一定是储存的内容消失了。遭到阿尔茨海默病侵害的海马体所参与的是编码和检索这两个环节，储存则由大脑皮层负责。

总之，患者在阿尔茨海默病早期出现"想不起某件事"的症状，并不意味着记忆丧失，而是输入的信息不能有效固定为记忆，或是不能顺利提取储存的过往记忆。

海马体功能异常阻碍了存取过程，让患者无法顺利存取过往的记忆，这才出现了在旁人看来是胡言乱语的情形。母亲在饭桌上说起当下现实中并不存在的孩子们，无疑就属于这种情况。

从我的视角来看，母亲说的"孩子们"是很久以前的事情，此时此刻听上去有些没头没脑。但站在母亲的视角，眼下她安心地坐在饭桌旁，这种状态或许与当年同样安心的状态合二为一。于是，那个时候（比如，我和哥哥还是孩子、母亲是家庭核心的时候）的记忆就被唤醒了。

那么，"过往记忆更加鲜活"又是什么意思呢？

当海马体出现问题，患者不仅无法形成新的记忆，有些时候，最近几年的记忆也有可能会渐渐遗忘（前文提过，这叫作逆行性遗忘）。这是因为记忆需要长达数年的时间才能储存在大脑皮层当中，而在海马体受损之前数年间的记忆，由于尚未完全固定在大脑皮层，所以都会受到影响。由此可知，无论健康人还是阿尔茨海默病患者，只要涉及陈述性记忆，都是越久远就记得越清楚。

健康人可以清晰认知现实中的事物，区分过去与现实，但母亲身患阿尔茨海默病，海马体出现异常，对现实的认知能力下降，无法准确辨别过去与现实。于是，我和哥哥还是小孩子时候的记忆，乃至母亲自己还是小孩子时候的记忆，就这样纷纷闯入现实之中。

不过，从另一个角度来说，"孩子们"反复出现，说明孩子们在母亲的记忆系统中占据着举足轻重的位置。这种胡言乱语虽然会吓人一跳，但对于明白个中缘由的我而言，这无疑是母爱最直观的体现。

● 主动控制感与幸福

每当我不在身旁发号施令，母亲独自一人沉浸在手头的工作中时，她都会哼歌。

脑科学把"是我在做这件事"等感受称为主动控制感。研究表明，这种感受与人的幸福息息相关。

人一旦被剥夺了主动控制感，很容易患上抑郁症等疾病。无论做什么都要发挥自身的作用，这是人的天性。即使是自己绝对不可能掌控的、无序的事情，例如彩票中奖，人们也会产生"只要我琢磨琢磨，肯定能中"的想法。人们需要用"是我让事情向好的方向发展""事物受到了我的影响"等感受来肯定自身的价值，哪怕这只是一种错觉。主动控制感是一种很重要的感受。如果没有这种感受，人就会自怨自艾，质疑自身的能力。

人上了岁数后便会因为腿脚不便、身体状况不佳等各种原因，产生一种风光不再、难以掌控人生之路的感觉。

美国心理学家埃伦·兰格等学者曾在养老院进行研究，让研究对象根据自己的喜好调整家具的摆放方式，自己选择并培育室内植物，自己决定是否需要帮助。结果显示，一个人是否拥有选择权、是否能凡事亲力亲为，对他的幸福感有很大影响。遇事亲力亲为的人和由他人代劳的人相比，精神状态和活动量有天壤之别。

如果养老院的工作人员出于"我们负责让你颐养天年"的考虑，按照老人家本人的希望，帮助其收拾房间、培育植物，又会怎样呢？从结果来看，这同样是满足了被照顾者本人的希望，但与亲力亲为的人相比，被照顾者的幸福感更低、活动量也少很多。换言之，对这些老人而言，重要的不是满足其本人的希望，而是让他们有一定限度的选择权、可以自食其力地生活。即使只是一些微不足道的小事，即使是他们本人做不好的事情，也都没有关系。自主权是让他们感到幸福和精神振奋的秘诀。

同样，当母亲感觉自己做成了一件事、获得了主动控制感时，她便会幸福地哼起喜欢的歌。对于母亲来说，当下的现实常常是不安定的、陌生的，不过在拥有了主动控制感、内心实现安定平和时，她甚至可以敞开心扉聊一聊当天发生的事情。更重要的是，母亲谈论的内容与事实是相符的。这就意味着，只要驱散了恐惧和不安，母亲在现实生活中就可以准确地储存和唤起记忆。

● 环境可供性

下面以母亲把大盘子的菜分装进小盘子那件事为例，来分析一下被偶然看到的东西吸引注意力的问题。

罹患阿尔茨海默病后，海马体无法固定记忆，对现实的记忆只能保持几秒钟，所以患者常常会被偶然映入眼帘的东西吸引，忘记自己原本要做什么。

人在身边存在的事物的诱发下产生某种行为，在心理学上称为环境可供性。例如，一把松软的椅子会让人产生久坐的念头，一把硬邦邦的椅子自然坐不了太长时间。谁都有过不由自主就做出某些行为的经历，这些行为的发生并非出自我们的主观意愿，而是由于外部事物的诱导。

任何人看见小盘子，就会自然而然地想到可以把菜分装进去。但母亲的目的是先在大盘子里精心摆放菜品，让孩子他爸欣赏后再到饭桌上分装到小盘子里。要达到这个目的，就要有做这件事的强烈主观意愿，还要记得把菜端上桌。然而，母亲作为病人，这两种能力都有所下降，所以很难抵挡小盘子的诱惑。

所以，如果我想让母亲直接把大盘子端上饭桌，最好的方法是不要让她看见小盘子。

可供性的作用还体现在其他方面。

以前，母亲喜欢把家里收拾得井井有条。可现在，母亲的西装乱糟糟地堆在饭桌边的一把椅子上。一方面是母亲收拾东西的能力变弱了，另一方面也是我刻意保持这样一种不收拾的状态。一旦把衣服收进衣柜，对母亲来说，就等同于这些衣服"不见了"。不如就放在母亲能看见的地方，让她在诱发下自觉地穿衣打扮，因为映入眼帘的事物会促使她采取行动。这样一来，我和父亲就不必每天早晨帮母亲挑衣服、穿衣服了。否则，母亲、父亲和我的内心都会是崩溃的。

● 保证独立的领域

前文谈到，两年半以来，每次吃完饭，都是母亲一个人洗餐具。

在写作过程中，我逐渐意识到，呵护母亲的自尊心这件事正变得越来越困难，因为她需要旁人指点的事情比以往更多了，她自己也经常把事情搞砸。为了保证母亲有独立的领域，我把清洗餐具的工作交由她全权负责。

有时母亲在清洗餐具的时候会忘记用洗洁精，只是用水冲冲，餐具上还残留着污渍。并且，她渐渐忘记了使用热水，冬天也用冷水洗碗，手都冻僵了。但只要事情不太严重，我一概不插手。因为我这个人做事讲究计划性，时常不自觉地想要在最短时间内把事情做完。看到母亲跌跌撞撞地洗碗，肯定禁不住就要开口指指点点："最好不要只用水冲。""最好把盘子都洒上洗洁精，然后放水里泡一会儿。""按照这样的顺序洗更好。"但这样做，就相当于剥夺了母亲无论成败都要从头到尾独立完成一件事情的成就感。

母亲洗碗的效率很低，但是，只要能够从这种手忙脚乱的状态中获得"自己做成了某件事"的感觉，那她就一定是快乐的。我眼中的一塌糊涂，其实是母亲在全力以赴地活着。

即使母亲患上了阿尔茨海默病，我和她也是独立的两个个体，我们要尊重彼此对时间的感觉和内心的意愿。

● 症状与性格

下面分析有关母亲做饭和吃饭的最后一个问题，就是母亲孤身一人的时候什么也不吃。

要分析这一问题，就绕不开当事人的性格。前文介绍了海马体等多个脑区，然而即便是同一脑区受到损伤，不同患者所表现出来的症状也不尽相同。出现问题的部位本身与其他部位组成网络，这种网络结构又取决于每个人过往的经历。因而，阿尔茨海默病的症状与患者本人的性格密切相关。

所谓性格，是由一个人渴望获得的东西、渴望亲自做到的事情、因何事感到喜悦、对何事感到痛苦、为什么事物蠢蠢欲动、对什么事无动于衷等所衔接起来的，遍布脑部的神经细胞网络。海马体的损伤让母亲与其他阿尔茨海默病患者一样，变得难以独立做饭，但是一整天水米不进的选择，以及"等你回来呢"的缘由，都是母亲的性格使然。

　　尽管屡次劝说无果，尽管有些行为不免令人担心，我却能够从中感受到一个人的性格。母亲那句"等你回来呢"，让我内心感到几分甜蜜——母亲依然是母亲。想想那些做不成的事情，母亲确实是一名阿尔茨海默病患者，但她也绝不只是一名阿尔茨海默病患者。

关于患者的记忆：
是忘却还是无法提取

曾有人问我："阿尔茨海默病患者是否保存着全部记忆？"

我在前文谈到，记忆储存在大脑皮层。至少是在阿尔茨海默病的早期阶段，过往的记忆并没有丧失。

无论是不是阿尔茨海默病患者，人们是否都保存着有生以来经历的所有记忆，只是无法提取出来呢？

进入下一章之前，我想先解答一下这个疑问。

有时在某些刺激下，一段尘封已久的记忆会突然鲜活地浮现在脑海中。这会让我们觉得，是不是所有的经历都保存在脑袋里，只是不能轻易提取？然而，果真如此的话，人生在世的记忆岂不是多得吓人？必然有一些记忆会渐渐消失吧？

生于一八二二年的科学家、探险家弗朗西斯·高尔顿曾通过一项特殊实验分析了这一问题。

记忆并不仅仅包含我们关注的事物。换言之,有些记忆一直隐匿在脑海之中,直到我们给予充分关注,它们才会显现。那么,如果我们在清醒状态下有意识地保持专注,又会怎么样呢?我们是不是就能掌握记忆的全貌了呢?这些记忆的体量该有多大呢?

怀揣着这些疑问,高尔顿以自己为实验对象开展研究。他的方法是尽可能没有遗漏地记录自己在清醒时候的每一次心理活动。

他沿着位于伦敦市中心一条自己很熟悉的街道悠闲地散步,同时仔细观察每一个映入眼帘的物体。当脑海中产生与之相关的联想,他便停下脚步,任凭思绪自由驰骋,然后默默记住联想的内容,接着走向下一个物体。就这样,一天之内他总共遇到大约三百个物体。

在论文中,他这样写道:"我无法逐一详细写出从这三百个物体联想到的所有内容,但有一点可以肯定,那就是我能够回想起自己的全部经历。"

仅凭一边散步、一边任由心灵自然地对所看到的事物做出反应,就能回想起人生的全部经历。我在读到这句话的时候大受震动,而且有一种醍醐灌顶的感觉。

所谓"唤起记忆",既不是强制自己想一想某个时候发生了什么事,也不是独自一人无所事事地置身于黑暗之中时自然而然浮现在脑海里的东西，而是像出门散步时的高尔顿那样，商店的装潢、种植的树木、飞翔的鸟和昆虫、享受茶歇的人群、带孩子的年轻夫妇……所见皆是前所未见，但这些适度的刺激会唤起意想不到的记忆。

高尔顿用散步的方式唤起了尘封已久的记忆，甚至他自己都不知道这些记忆的存在。他按捺不住震惊之情写道："人类的记忆力竟然如此强大！"

高尔顿还在多次重复这一实验时发现了另一个有趣的现象：当他重复某条散步路线时，无论多少次，想到的都是同一件事，并不是每次散步都会产生新的联想。

我们的人生经历几乎是无穷无尽的，因此高尔顿认为自己会不断产生新的联想，可惜事与愿违。他说："我由此唤醒的记忆确实比我能想起来的记忆多得多，但也确实没有我想象的那么多。"

总而言之，高尔顿的研究至少证明了记忆是有限的。

我们从这个世界获取浩如烟海的感觉信息。每分每秒，眼睛、耳朵、鼻子、皮肤、内脏都会向我们的大脑输入海量信息。大脑这个体积仅有一升左右的物质显然无法容纳这么多信息，因此要将感觉转变为经历储存起来。但我们不是把现实原封不动地变成记忆，而是从刺激中提炼意义，进而形成记忆。

这是"记忆有限"的原因之一，也是人与人之间存在差异的原因——即使经历相同，但视角不同，提炼的意义也不同。

况且，既然记忆是一种"意义"，那它就难免会因后续经历的影响而发生改变。丰富的经历会让记忆交织，使意义更为深远。

此外，"回忆"这个动作本身也会改变意义。海马体可以把信息转换为能够储存在大脑里的形态，也可以唤起这些已储存的信息。回忆，就是唤起记忆中的此情此景。回忆所遵循的路径与记住现实情景的路径相同，只是利用海马体重新编码。回忆某件事时，海马体会获取现实情况（不同于最初形成记忆时的情况），将其与过往的记忆融合并重新固定下来。"当时是那样的，但这次是这样的，也就是说这件事还有另一种意义"，记忆便跟随这种对意义的修正而逐渐发生改变。

英国神经生理学家乔纳森·科尔的著作《没有脸孔的人》讲述了一个因病失明的人对面容的记忆，这个故事让我难以忘怀。失明以后，这个人再也看不到妻子和孩子的面容。追忆所爱之人的容貌，成了他唯一的慰藉。然而，他发现自己清晰地记得在彻底失明前只见过一面两面的人，却无论如何也想不起朝夕相处的亲人的长相。原因就是，他现在每天以声音等非视觉的方式接触妻儿，使自身的记忆从面容转变为声音。新的经历就这样猛烈地改变了他记忆的形态。

这种情形其实与失明与否无关。每个人都拥有难忘的宝贵回忆，但即使是这些自认为绝对不会忘记、永远鲜活如新的记忆，也会被新的经历覆盖，在每一次回忆的过程中发生变化。

例如，东日本大地震爆发时，人们无不大为震惊。当时自己身在何处、有哪些人陪伴在身边等情景，时至今日依然宛如照片般历历在目。但时隔一年以后，再次描述"我和某人正在某地，发生了某事"之类的内容，也会与事发当时所描述的内容存在巨大差异。更有趣的是，无论是事发当时还是一年以后，记忆都会很清晰，叙述者对记忆的内容都充满自信。

即便内容大相径庭，我们也会对某些并非事实的情形记忆犹新，坚信"这个事我记得清清楚楚"。为什么会出现这种情况呢？或许在很多人看来，记住的越多越好、记忆越准确越好。可人的脑容量是有限的，所以大脑必须从海量信息中提取有用信息，不断地编辑整理记忆。记忆内容发生改变，就是大脑为了我们的幸福生活而付出的努力。

感觉整合、空间认知和注意力问题

前文谈到，在阿尔茨海默病早期阶段，活动水平下降的部位除了海马体，还有后顶叶皮质。在本章结尾，我们来梳理一下后顶叶皮质的功能。

后顶叶皮质大体上可以分为两个部分：内侧和外侧。内侧就是外部看不到的大脑深处，其中有一部分名叫楔前叶。楔前叶与其毗邻的后扣带回皮层均为默认模式网络的组成部分。前文介绍了，默认模式网络是负责记忆、归纳、整理的脑区，在放松状态下更为活跃。

那么，后顶叶皮质从外侧可见的部分，也就是外侧区域活动水平下降会带来哪些问题呢？阿尔茨海默病多见外侧区域活动水平下降，带来的问题共有三类，下面逐一说明。

● 感觉整合问题

我们的感觉会分别交由大脑皮层的不同区域处理，例如枕叶负责视觉信息，颞叶负责听觉信息，顶叶负责体感信息。处理之后的信息会缓慢汇集到一个区域，进行感觉整合。这个区域被称为颞顶枕联合区。这一脑区的功能是整合各类感觉信息，反馈现实世界的意义。

比如，有个人抚摸了一条毛茸茸的狗，而后狗冲这个人叫了起来。假如这一脑区受损，那么此人就不能顺利整合毛茸茸的外观、触感、凶猛的叫声等信息，就无法推导出"狗被摸就会叫"的前因后果，也无法从中提炼出"这只狗可能不喜欢被人摸"的准确结论。

后顶叶皮质活动水平下降会削弱颞顶枕联合区的活跃度。感觉无法得到整合，人也就不能正确理解眼前发生的事情，进而无法顺利形成记忆，也无法根据时间、地点、场合的不同，采取妥善的行为。

多年以来，母亲对电饭煲的提示音再熟悉不过了，可现在听到这个声音时，她却由于无法理解提示音与饭已煮熟的事实情况之间存在的因果关系，因而无动于衷。母亲对感觉信息的整合能力和对事物因果关系的判断能力变得越来越糟糕了。

● 空间认知问题

海马体不仅关联着后顶叶皮质的内侧（也就是默认模式网络），与后顶叶皮质外侧区域也有着紧密的联系。海马体通过与外侧区域连接来进行空间信息处理。

大脑每时每刻都在计算、判断我们处于怎样一个空间，又处于这个空间中的哪个特定位置。为了实现这种计算，海马体的位置细胞不可或缺。

位置细胞是一种特殊类型细胞，只有我们身处某个空间的特定位置时，它才会被激活。也就是说，当你分别身处某个房间的 A 点和 B 点两个位置，就会激活海马体中不同的位置细胞。

海马体不仅发挥着"记忆中枢"的作用，还具有把握身体位于何处的功能。

而后顶叶皮质负责判断物体与物体之间的距离和前后左右的方位。前文中说到，后顶叶皮质是一个推断事物前因后果和彼此关联的脑区，它的另一个重要功能就是判断物体在空间中的相互关系。在海马体与后顶叶皮质的共同作用下，我们才能准确地感知空间，了解自己身在何处、接下来要以何种方式去往何处。

阿尔茨海默病会同时损害海马体和后顶叶皮质的功能，导致空间认知、定向认知出现问题，患者容易迷路就是这个原因。

● 注意力问题

后顶叶皮质外侧与堪称"行为计划司令部"的额叶联合区同样联系紧密。后顶叶皮质解析空间信息之后，会将"现在要注意这个空间内的某个物体"的信号传递至额叶联合区。

后顶叶皮质外侧区域受损，也会造成前文提到的偏侧空间忽略的症状。阿尔茨海默病所造成的后顶叶皮质活动水平下降，会让患者在面对空间中的物体时，无法有效地分配自己的注意力。虽然没有偏侧空间忽略那么严重，但危害也不容忽视。

上述三个问题是相互牵涉的。笼统来说，后顶叶皮质活动水平下降会损害人在感觉整合、分析事物之间关联、集中注意力、判断自身空间位置以及了解世界的意义等方面的能力。

有时，我请母亲从冰箱里拿出味噌并在汤汁里化开，母亲打开冰箱，味噌明明就放在老地方，近在眼前，她却视而不见，反问道："味噌放在哪儿来着？"这是因为冰箱里塞满了各种物品，母亲眼花缭乱，不知道该看向哪里。

刚开始，我也感到十分费解，多年来，放味噌的地方从来没有变过，按理说，取味噌这个行为已经形成了程序性记忆。母亲的程序性记忆应该是正常的，为什么会出问题呢？因为母亲不是记不住，而是无法准确集中注意力。当我用手指着提醒母亲说"电饭煲在那儿呢""这边是热水，这边是凉水""味噌不是在这儿嘛"，母亲都会恍然大悟一般，继续完成没做完的事情。

我曾在第一章提到母亲患上阿尔茨海默病的征兆之一就是经常用手挠后脑勺。对此我想补充说明一下，这种行为其实与枕叶、后顶叶皮质等脑区的变化无关。

遇到难题的时候挠一挠后脑勺，是渗透在日本人生活中的一个标志性动作，就像《哆啦A梦》里的野比大雄做的一样。其他文化背景下的人们可能摩挲的是其他部位，挠后脑勺并不具有普遍意义。

不过，单就母亲的情况而言，她确实经常出现挠后脑勺的动作。

"你妈妈是不是哪里不舒服啊？你不妨帮她搓一搓、揉一揉。"

在旁人的提醒下，我才醒悟过来。原来挠后脑勺是为了缓解不适啊，以前我肚子疼的时候，母亲帮我一揉，我心里就会踏实许多，感觉疼痛真的消失了。

有些事情我们可能百思不得其解，但不要因此无视，而要泰然地接受。

从那以后，我时常为母亲按摩，从后脑勺到肩膀都揉一揉，每次五分钟左右。按摩的时候，母亲会对我说："你的手真热乎，真舒服。"虽然不知道有没有缓解不适，但从母亲的反应来看她很受用。母亲享受着我的按摩，还会问我："你累不累？等会儿我也给你按按吧。"

　　那个我熟悉的母亲又回来了。

第四章

阿尔茨海默病患者
与世界的联系

母亲开始分不清
"自己"和"他人"了

我先描述一些母亲的病在生活中的具体表现吧。

对于一些很容易分辨的事物，母亲渐渐失去了分辨能力。

例如，母亲无法分辨冰箱的冷藏室和冷冻室，许多时候把冷冻食品放进了冷藏室。每周日，当我如期打开冷藏室的门，里面的场面总能让我目瞪口呆，本应该冷冻的物品把冷藏室塞得满满当当。

如今生活方便快捷，有专门机构定期把购物清单寄到家里，只需填写一下，商品就会送货上门。这是一项很不错的服务，可以方便那些腿脚不便、无法出门购物的老年人。但是对母亲而言，本来十分便利的服务却变成了一场"灾难"。

速冻炸肉饼、炒饭、饺子、煎饭团……每周我都会叮嘱母亲："这些都是好吃的，要抓紧吃，吃完再买新的哦。"

可是还没等冷冻室里面的东西吃完，新的食品就又补充了进来，冷冻室里堆积如山。因为再也塞不下了，母亲就把食物放进了冷藏室。每周，这些食品都不是用来吃的，而是用来扔的。

冷冻食物解冻以后怎么处理？现在每一种食品还剩多少？还要订购多少？人需要调动记忆力和对现状的认知能力来分析这些问题，做出正确的判断，而这对于母亲来说太难了。

我不想剥夺母亲每周兴致勃勃核对订单的乐趣，但更无法忍受如此巨大的浪费，所以最终决定放弃订购食品。然而这只是暂时解决了食品浪费的问题，母亲失去分辨能力所导致的问题还表现在其他方面。

有一天，我刚进家门，就听见一声"你回来了"，然后看见母亲笑盈盈地在玄关迎接我。听到母亲的问候，我心里很高兴，但也觉察出些许古怪。这天，母亲身上的衣服格外清凉亮丽，定睛一看，原来这是我挂在自己房间里的衣服。

此前，我和母亲也经常交换着穿彼此的衣服，每次母亲和朋友们逛街买了新衣服，也都会说"回头小绚也穿穿看"，穿我的衣服这件事本身不值一提。但让我不高兴的是，她随随便便、大摇大摆地穿着我的衣服，把我的衣服、我的衣柜也都当成是她自己的。

我替母亲承担的责任越来越多，代劳的事情也越来越多，归根结底，这份不悦来自我内心压抑的情绪。"连我的衣服都要抢走！"我感觉自己的个人领域被母亲完全侵占，这让我气不打一处来。

　　"为什么穿我的衣服？"

　　"这是小绚的衣服吗？"

　　"是啊。这衣服不是挂在我房间里的吗？难道还是挂在您房间里面吗？"

　　"不应该吧……别说，那好像还真是小绚的房间。"

　　"您为什么穿我房间里的衣服？"

　　"小绚以前不也穿过妈妈的大衣吗？"

　　"是穿过。但是我每次都会提前跟您打招呼，说我要'借一下'。"

　　说着说着，母亲小巧的面庞涨得通红，似乎是因为这样一件小事被我揪住不放，感到又羞又愤。"好好好。"母亲说着把套裙脱下来递给我，赤着两条腿，开始在一旁洗好的衣服堆里翻来翻去。但是那里面只有内衣和毛巾，根本不可能有母亲的裙子。

　　"您这样会感冒的。"

　　"别担心，我这就去洗个热水澡。"

　　母亲说着，手上仍在不停翻动揉搓着乱作一团的衣服。

"行了行了，快去洗澡吧。"

我拎着自己的裙子，把母亲领到浴室。我感觉自己活脱脱是个母夜叉。

趁母亲洗澡的时候，我问刚才目睹了全程的父亲："爸，您怎么看刚才的事？"

父亲这样说道："还能怎么看？你妈妈糊涂了。她只是糊涂了，又不是那种乱动别人东西的人，不糊涂的话她不可能这样。没办法，就算你让她看清楚，她也还是糊里糊涂。你妈妈进你房间是想在你晚上回家之前帮你把防雨篷关上，结果看见了你挂着的衣服，就这么穿自己身上了。"

父亲的话提醒了我两点。

其一，事到如今，母亲仍会偶尔帮我开关房间的窗户。"妈妈可不想晚上有什么陌生人闯进小绚的房间，晚上一定要把防雨篷关好。"这句话她时常挂在嘴边。在我看来，母亲在霸占我的衣服，侵占我的领域。但实际上，维系我的领域的人并不只有我自己。

其二，父亲没有说母亲"变了"，而是说母亲"认不清楚"她自己和我的衣服，"她只是糊涂了，又不是那种乱动别人东西的人"。父亲启发了我，糊涂并不意味着母亲变坏了、变得与之前判若两人了。没错，有些事情她看不清楚、不会做了，但母亲依然是母亲。

即使母亲不能像从前那样分辨出冷藏室和冷冻室、我的衣服和她自己的衣服，但母亲仍然是母亲。即使有些事情不会做了，母亲也仍然是母亲。一个人的人格，或许与她会不会做某事并不相干。

对家人更多的依赖

阿尔茨海默病会造成一个严重问题，就是患者的责任将越来越多地分摊给家人，患者无法维系自食其力的家庭角色，不得不与家人沦为一种依赖与被依赖的关系。换句话说，阿尔茨海默病患者（自我）和家人（他人）之间的界线会变得模糊。

小到接电话、付款，大到规划一天的生活，这些之前可能一直由病人负责的事务，由于其本身无力继续承担而要被迫转移到家人的身上。诸如替患者记住与朋友约会的时间、地点之类的事情，也需要家人劳心费神，有时家人甚至还要乘车陪同赴约。

从做饭的情形就看得出来，母亲在判断力上已经开始依赖我和父亲了。

当为患者分担事务的家人不堪重负，双方之间清晰的界线难以为继，那么无论在精神上还是身体上，对双方而言都是一种折磨。

对于患者本人来说，无法料理自己的生活，是一件非常伤害自尊心的事情。而患者家属也要面对个人时间被剥夺、不得不顺应患者的节奏来安排自己生活的情况，这很容易让他们与患者一样产生自己无法主宰人生的感觉。

以我为例。如果母亲突然遇到一些无能为力的难题，那么不论我正在忙什么，都必须腾出手来帮她。于是，我的注意力转移到了母亲身上，方才自己手头的事便被丢到一旁，以至于忘得一干二净。这样的情况越来越多。有时在帮母亲找东西的工夫，味噌汤溢锅了。有时马上就要出门，却因为母亲的事情而手忙脚乱，结果西装扣子都忘了扣，就这么风风火火地出去了。杂事越来越多，只要有一点点变化就让我应接不暇，人也变得丢三落四，我时常有一种是自己患上了阿尔茨海默病的错觉。母亲的牵累仿佛让我逐渐失去自我，自己和母亲的区别也在渐渐消失。不过，从另一方面来说，这也让我对认知症患者感同身受。原来，每一分每一秒，他们都在体味着这种被繁重事务压得透不过气来的感觉。

因此，当阿尔茨海默病来临，抽出时间，走出家庭，多与外界的人接触，对于包括患者本人在内的家庭成员而言都格外重要。无论是患者本人还是患者家属，都不要一味待在家庭这样一个密闭空间里，不要把自己禁锢在密不可分、相互依赖的关系当中，而要保持与外界的来往。与朋友出去透透气，哪怕只有短短几个小时，都会让患者从"自己处于家人看管下"的情绪中解放出来，家属也能够感觉到自己依旧牢牢掌控着自己的人生。

我慢慢把母亲的病情透露给了她的朋友和邻居，如今他们给予了我们很大帮助。同样，当我把事情告诉自己的朋友，他们也会时常带我出去散心。我对身边每一个伸出援手的人都感激不尽。

除了外界的帮助，还有一个办法有助于解决这个问题，这便是弄清楚大脑怎样建立对"自我"和"他人"的认知。弄清相关知识，常常让我在思考一些问题时产生豁然开朗的感觉。

那么，接下来我们就来看一看大脑是如何分辨"自我"和"他人"的吧。

大脑怎样分辨"自我"和"他人"

患者与他人的关系决定着其分辨能力下降时的表现和程度。

例如母女，由于性别相同，原本就有一些相近之处，所以会出现穿错衣服之类的问题。夫妻之间就不会发生这样的事，因为男女衣物的尺码差异较大，很少会穿错。

有时在我回家之前，母亲就已经把早晨全家放进洗衣机清洗的衣服都收拾好了。考虑到母亲如今的状态，能做到这些已经相当了不起，是一件值得高兴的好事。然而，母亲会把她自己的内衣和我的内衣，全都一股脑儿地不知塞到什么地方去，问她也问不出个所以然。最后，那些内衣要不就是被母亲据为己有，要不就是不知所踪。通过观察母亲的习惯，我大致能够猜出母亲把衣服放到了哪里，但很多时候依然找不到。

大脑当中的某些部位专门负责分辨"自我"与"他人":"这是我的东西,这是别人的东西。""这是我的行为,这是别人的行为。""这是我的想法,这是别人的想法。"

一旦这些部位活动异常或是受损,人就难以准确分辨自我与他人,判断不出物品、行为、想法的主体到底是谁。

这种情况所对应的典型疾病就是精神分裂症。患上这种疾病以后,人会混淆自己和他人的想法。例如,患者本人产生寻死的念头,却误以为是别人要谋害自己。又例如,自己爱慕某人,认为对方正在和自己谈情说爱,实则只是一厢情愿。

换言之,精神分裂症的特征就是无法分辨自我与他人,无法分辨内心世界与外部现实,其根源就是负责分辨自我与他人的脑区出现了异常。

实际上,因阿尔茨海默病而出现异常的后顶叶皮质外侧,就是负责分辨自我与他人的重要部位。

除此以外,我们还要知道,所谓判断某个想法或行为的主体是自己还是他人,其实是大脑在这个想法或行为发生之后为其贴上标签。因为这种定性是在事后,所以不仅是精神分裂症患者,正常人也常常会犯错。

下面我们结合事例来看一看。

大家有没有请过碟仙?碟仙是一种占卜手法,把石头之类的东西放在一张占卜纸上，几个人把手指搭在石头上向"神仙"提问，此后石头就会移动，逐一指向占卜纸上的字，解答玩家所提出的问题。

物理学家迈克尔·法拉第证实了移动这块石头的不是神仙，而是手指放在石头上的某一个参与者。法拉第通过测量占卜纸下方桌子所受到的压力，发现这必然是一个人为的动作。

然而有意思的是，这个动作的施加者本人毫不自知，他和其他人一样感到震惊，发自内心地认为自己没有动，而是石头动了、神仙显灵了。

从这个例子可以看出，如果某一行为的主体有多个人，那么这些人很容易丧失自己是行为主体的感觉。在碟仙占卜中，因为是一群人一起将手指放在石头上的，所以对于每个人而言，其他人谁都有可能施加动作，于是"自己动了"的感觉便一下子消散了。

有些时候，还会出现与此相反的情况，也就是明明自己没有做动作，却感觉自己动了。如果在某个动作发生之前，我们无意中产生了施加这个动作的主观意愿，即使后续动作与己无关，我们也会误以为一切都是自己所为。

我们都有过这样的经历：当诅咒自己的仇人碰上什么倒霉事才好之后，如果那个人紧接着就跌了一跤，摔得七荤八素，我们便会认为这是自己的意念奏效了。

倘若一个偶然的行为正中下怀，那么我们就会感觉这个动作源于自身。但如果这个行为发生时有别人在场，而且他也有可能产生类似的主观意愿，那么我们就不会感觉这是自身的行为。

无论是哪种情况，这二者的共同点都是：在某个行为出现后，我们便会认定"某人"有所动作。也就是说，"我做的"也好，"别人做的"也好，都只是一种后知后觉，可以轻易被赋予或剥离的感觉。

我之所以介绍这些，是要为下面的内容做铺垫。

"自我"与"他人"的界线其实比我们平时所想象的更加模糊。

我们会把别人的所作所为当成自己的，也会把自己做过的行为强加于人。换一种说法，生活中每个人都在潜移默化地成为他人、融入他人，自我与他人之间永远存在着一个灰色地带。

我的衣服里有一些是带点孩子气、画着小鸟图案的衬衫和鲜艳的粉色连衣裙，这些母亲是不会碰的。而那些母亲穿在身上也显得很自然的衣服，就会被她错穿。这种误判就出现在两人重叠的地方，也就是模棱两可的领域。

还有一种情况：有时其实是我自己丢三落四，找不到洗好的衣服或者其他东西，但只要患有认知症的母亲在家，我就会埋怨她。因为于我而言，其他人也有可能弄丢东西，而母亲的可能性最大。于是，我常常不分青红皂白地怪罪母亲。

出现"钱包被偷了"的妄想

即使对健康人群来说，"自我"与"他人"的界线也可能是模糊的。那些脑部尤其是具备分辨功能的重要部位出现病变的人，就更加难以区分自我与他人了。随着阿尔茨海默病症状的发展，患者经常会产生"钱包被偷了"的错觉，这其实是对自身意图和他人意图的一种混淆。

钱包是十分贵重的物品，我们时刻都会惦记着它。假如上次出门时背了一个不常用的背包，把钱包放在了里面，结果回家后忘得一干二净，那么当我们想要确认一下钱包放在哪里的时候，就会发现本应放在常用背包里的钱包"丢了"。

在阿尔茨海默病患者眼中，钱包不在原位的缘由是一种新近记忆，是不可信的，因此"钱包丢了"就是他们唯一认定的事实。明明自己什么都没做，钱包却不翼而飞（前提是正常情况下没有人会自己把钱包藏起来），那么唯一的解释就是其他人动了手脚。不是自己干的，那么一定是别人干的。

大脑总会找出理由来解释某些匪夷所思的状况。因而就算是健康的人丢了贵重物品，如果找不到合理的解释，也会疑神疑鬼地揣测"那家伙看起来不像好人，是不是他偷的"。综合当前状况（丢失了贵重物品）和常理（自己不可能藏自己的东西），自然就会冤枉平时看上去最可疑的人。

阿尔茨海默病患者由于记忆出现问题，无法像我们这样轻松地集中注意力，回顾每一件事情，探寻现状发生的原因，所以他们常常对事物产生误解误判。

伤心的寿司店之行

人的大脑具有分辨"自我"与"他人"的系统，其中发挥重要功能的就是镜像神经元。

每当我们要做某些特定动作的时候（例如，用手把食物送入口中），就会激活大脑中的一部分神经细胞群。其中有一类细胞十分神奇，我们本人无须做出动作，只靠观察他人动作就能激活这些细胞。这类细胞就是镜像神经元。

镜像神经元就像一面镜子，我们只需观察他人的行为就能激活它们，而它们则会让我们的大脑拥有与他人行为相同的体验。

为什么人脑会拥有这种神经细胞呢？这种神经细胞可以让我们在大脑中模拟他人的体验，从而了解在某种状况下，采取什么行动会得到怎样的结果，哪种行为更适合应对眼下的情形，以此拓展自身行为的可能性。

此外，镜像神经元还能通过在脑中模拟他人的行为，帮助我们揣摩他人的情绪和意图。

镜像神经元不但可以在我们的大脑里模拟他人，推测他人的情绪和意图，还可以让我们做到推己及人。

不过，准确理解他人的意图，可不是一件容易的事情，母亲就有好多次不领我的情。

有一天，我想到不能总围着母亲转，偶尔也要找个机会犒劳犒劳父亲。因为父亲喜欢吃鱼，所以我想带全家人一起去寿司店吃一顿。平日里吃饭总是优先照顾母亲的口味，确实忽视了父亲的喜好。

母亲可能会排斥生食，所以我先征求她的意见："我想抽空请爸爸吃点他爱吃的东西，要不咱们去寿司店吧？有一家寿司店做得很棒，绝对吃不出半点腥味怪味，我觉得妈妈您也能吃一些。"母亲回答说"没问题"。

于是，我们去了一家高档寿司店。老实说，在那里吃饭对我来说有些打肿脸充胖子。我担心母亲不吃，就没有选择吧台的主厨定制菜单，而是在普通餐桌区单点。

结果，母亲除了黄瓜寿司，其他菜品一概不碰。"来店里吃一次寿司，不至于这样吧。"虽然这种情形多多少少在我的预料之中，仍免不了感到扫兴。

看来，理解他人的意图，适当委屈自己尝试一下不喜欢的东西，对于母亲来说确实很难。她无法理解，为什么当女儿在一家不错的寿司店请她吃饭的时候，她对生食连碰都不碰是一种不领情的行为。

不过，不只是母亲难以理解我的意图，我同样想不明白母亲为什么会是这种表现。

母亲的种种举动似乎在表明"我不在乎别人的想法，我只关心自己的喜好"，让人很自然地得出"唉，母亲完全变了一个人，现在这么自私"的结论。但也许母亲并没有变得以自我为中心、不关心他人，仅仅是因为后顶叶皮质病变，导致她能捕捉到的信息减少了，注意不到那些人之常情，无法准确感知对方的情绪。

而且，第一次登门的寿司店这个新奇环境会给她带来不信任感，吃生食还涉及消化问题。所以，母亲或许是真的吃不了了，而不是任性耍脾气。

一旦患者家属因为类似的事情而萌生"我对她都照顾到这个地步了，怎么就是油盐不进呢"的念头，心态就会越发崩溃，渐渐对患者看似不明事理的行为丧失耐心。"妈妈怎么变成现在这样了！""哪有当妈妈的这么不领情啊！"最后万念俱灰，觉得"无论为妈妈做什么都是白费功夫"。

病人的同理心

我们能够通过自我来理解他人，但并不能做到完全理解。有些时候，"自我等同于他人"的预设条件会显得过于绝对。

对此，莎莉－安妮测试或许能够带给我们一些启发。这是针对不擅长与他人沟通交流的自闭症儿童的一项测试，据说自闭症儿童很难通过。

测试题目是这样的。莎莉和安妮在同一个房间里玩耍，房间里有一个篮子和一个纸箱。莎莉把自己的玩具放进篮子，然后离开房间。而安妮趁莎莉不在房间的工夫，把篮子里的玩具拿出来，放进了箱子里。此后，莎莉回到房间。请问：如果现在莎莉想要玩具，她应该去篮子里找，还是去箱子里找呢？

大多数典型发展发育的成年人都会回答"篮子"，因为莎莉不知道安妮把玩具换了地方，以为玩具还放在篮子里。

然而，大多数自闭症儿童会回答"箱子"，因为自闭症儿童从题目中了解到，现在玩具已经放在箱子里，那既然莎莉想要玩玩具，就应该去箱子里找。自闭症儿童认识不到莎莉本身并不知道安妮拿走了玩具，也认识不到他们自己与莎莉掌握的信息有所差别。

四岁左右的典型发展发育的孩子，也能在莎莉－安妮测试中给出和成年人一样的答案——篮子。

一视同仁地看待自我和他人是基础的脑部活动。但随着人的生长发育，为了真正了解他人，就需要切分他人和自我。

关系越亲密，这种切分就越困难。例如亲人之间。

举例来说，当我们看到别人正在承受痛苦，大脑的一些区域就会被激活，让我们也感到痛苦。虽然我们没有真的承受痛苦，但别人的痛苦会反馈到我们的大脑当中，让我们感到"好疼"。这种脑部活动就是同感。

同感的程度取决于彼此之间的亲密度。一个是对我们很友好的人，另一个是对我们很冷漠的人，假如两人都在承受痛苦，那么前者会让我们产生更加强烈的同感。

所以，不难想象，一件事情发生在伴侣、孩子身上，远比发生在八竿子打不着的外人身上更能激发同感。丈夫与妻子、父母与孩子是牢不可破的整体，正因如此，在需要切分的时候才会格外困难。

对于阿尔茨海默病的患者家属而言，此前与患者的关系越亲密，此时切分彼此就越困难。他们会不停地给患者预设"他应该明白""他应该理解我的想法"之类的前提条件。

在我看来，母亲理应明白我的意图和情绪。因此，一旦她对我无动于衷，就会让我备受打击。

母亲忘记了我的生日

在我看来，一个从根本上威胁到我们母女关系、迫使我不得不转变想法的情况，就是母亲渐渐遗忘了我出生时的情景。

"生你那天，天寒地冻的。大晚上跑去医院，躺在病床上等你出来，那床冷得像水泥板子似的。等了又等，你就是不出来。大夫和护士也都等得不耐烦了，丢下一句'有情况了叫我们'就走了。当时一个陪着的人都没有，连你爸都不在身边。我孤零零一个人，哆哆嗦嗦地熬了一整夜呢，人都冻透了。到了早上，你总算是出来了。真是愁死个人啊。"

我的世界就这样开始了。这个故事，母亲以前不知道絮叨了多少遍。

可是，从二〇一六年开始，母亲就再也没有笑容满面地主动问我生日想要怎么过了。不论是父亲、哥哥还是我，我们每个人的生日，她都不记得了。

我曾在生日前夕试探着问母亲："我的生日是哪天？"母亲尴尬地笑了笑："哪天来着？"我心想不妨引导一下，于是又问："生我那天是什么样子啊？"只要母亲能想起那天很冷，那么起码能够推算出我的生日是在冬天。

　　"这个……是什么样子呢？"母亲挠着后脑勺。

　　"您不是告诉我那天很冷吗？"

　　"唉，记不得了。"母亲看上去很难过。

　　一个动辄挂在嘴边的故事，居然想不起来了。这让我大为震惊。

　　我虽然没生过孩子，但也明白那是人生的一个重要转折。如果某件事激发了强烈的情感，那么大脑的情绪中枢杏仁核就会向海马体发送强烈的信号，让这段记忆更加难以遗忘。生孩子无疑会让母亲万分激动，她却把当时的情形忘得一干二净。对我而言，这不单单是一种异常表现，更意味着我和母亲之间的纽带被斩断了，"母亲"这一身份的基石正在崩塌。

　　不过，站在母亲的视角，她又是怎样看待这件事的呢？

　　这个故事讲述的是"我的世界"如何开始，所以在我看来，忘掉它就犹如毁天灭地一般。但站在母亲的视角，这只是她陪伴孩子成长的漫长人生中的一个片段，即使这个片段有里程碑式的意义。从那以后，她还经历过不计其数的惊奇、愁苦、欣喜、悲伤……眼下，孩子终于长大成人，和她融洽地生活在一起，可她自己却身患重病。对于母亲来说，这个"眼下"或许是她人生中前所未有的艰难时期。

凡人看来，被神明赐予生命是无上的幸运；而在神明看来，赋予凡人生命不过是微不足道的寻常小事。同样，对我来说那是独一无二的人生大事，母亲却至少经历了两次，一次是哥哥，一次是我。也许母亲觉得已经把这件事一五一十地给我讲了无数遍，如今她自己重病缠身，也就无须时时刻刻把它记挂于心了。生命这件礼物，已经从母亲手里，永远地送到了我手上。母亲不再是从前那个万事以我为中心的母亲了。现在，轮到我来考虑能为母亲做些什么了。

或许在母亲看来，生我那天的情形已经成为一段不必要的记忆。毕竟大脑追求的是极致的效率，这一点可以通过下面这个实验来证实。

这个实验研究的是，去艺术馆参观雕塑时，是单纯欣赏的人对雕塑印象深刻，还是在参观期间拍摄照片的人印象深刻。结果显示，前者，也就是单纯欣赏、没有拍摄照片的人，记住了更多的细节。一旦拍摄照片，大脑就知道信息已经储存在照片里，自己再记一遍是多此一举，于是就会放弃记忆。

录音、做笔记的效果与拍照相同，录音机、笔记本这些外部记忆装置都会导致大脑放弃记忆。

"以后再也看不到、听不到"的紧迫感会让大脑认真对待事物。如果为自己找后路，留下照片、录音、笔记等日后可以重复观看、聆听的东西，那么大脑为了提高效率，就只会记住记忆存放的地方，而不是记忆本身。

既然照片、录音机、笔记本等外部记忆装置能够实现随时使用、随时调取，那么大脑自然就会把存储空间留给那些不可再现的重要事项了。

讲故事的情形与此相同。母亲把我出生时发生的事原原本本地告诉了我，然后她自己就忘掉了，因为大脑很乐于看到有其他人或是物品帮助自己记忆。

母亲遗忘了这些事情，并不代表她不再关心自己的孩子。此前我简单粗暴地认为，母亲忘记了有关我的宝贵记忆就等同于不在乎我了。其实，母亲只是把我的大脑当作她记忆的外部装置，这不能说明我对她不再重要。

母亲混淆了我们的衣服，我却混淆了我们的所思所想。

这里我要特别说明一下。我从来没有离开过父母，和母亲的关系一直非常亲密。当然，也有些女儿早早独立，与母亲之间保持着舒适的距离，她们也许就不会出现上述问题，也不会因为"原来妈妈和我不一样"而备受打击。

阿尔茨海默病不仅伤害患者本人，也会对家属以及患者与家属的关系造成不可忽视的影响。

母亲的身份，女儿的身份

我想继续谈一谈我在母女关系中的发现。

我在第三章讲过一个和母亲之间的矛盾，那就是在陪她做饭的过程中，由谁来掌握主导权的问题。在我和母亲之间，会发生一些她和父亲相处时从来不会遇到的问题，比如我们的衣服都是女款，很容易混淆。正因为我和母亲有很多相似之处，所以我们都难以守护自己的领域。

另外，通常来说，母亲在女儿面前扮演的是保护者的角色，女儿也希望有一个呵护自己的母亲。然而现实情况是，更多时候是我为了照顾母亲而忙得团团转。内心的期待和现实天差地别，有时两人难免相看两厌。

我们都想要继续维系各自从前的身份。

但是，对于身份这个问题，著名的"米尔格拉姆服从实验"给出了这样的结论：过分服从强权会引发惨无人道的后果。这一实验始于对阿道夫·艾希曼的审判，此人被指控是将犹太人送进集中营的主要负责人。艾希曼声称是当权者赋予了自己这一身份，残害数百万犹太人只是在忠实完成上级的命令。根据哲学家汉娜·阿伦特的研究，艾希曼本身不是个穷凶极恶的人物，他只是个极为平庸的普通人。然而，被赋予了一个超出自身承受能力的身份之后，即使是个普通人，也会造成极其可怕的后果。

无论这个身份是母亲还是女儿，都不要过分沉浸其中，否则就会追求幻想中的完美状态，从而忽略身边人的真实状况。

从"有能力的人与失去能力的人""施以照顾的人与接受照顾的人"这个层面来说，陪护状态本身就有可能形成一种权力关系。一旦进入"陪护者与被陪护者"的关系，陪护者就会自然而然产生"我为你做……"的意识，被陪护者也会在不知不觉之间产生"你帮我做……"的意识，最后出现"我为你好，你要听我的""我有病，你得顺着我"的想法。这不仅剥夺了患病之人的意愿和自由，也剥夺了陪护者的自由。陪护者会想："为什么我必须付出？我本应该享受自己的生活，可是这些都因为你而泡汤了。"

因此，我想提醒大家，在相互守护的关系中，切勿有过分认真、大包大揽的思想。过度的彼此关爱只会适得其反，在不感到负担的范围内尽自己所能就好。

"不认识家人"
"不认识自己"

在此先总结一下前文的内容。

阿尔茨海默病导致认知能力下降，使患者本人与家属的领域彼此交织，剥夺了双方的意愿和自由。这一疾病不仅伤害患者，还会让家属感到患者与之前相比判若两人。

此外，母亲会不会做某事与她的人格并不相干。母亲不会做的事情越来越多，令我伤心的是，我无法顺利地切分自己和母亲，而且我们深陷母女身份之中，找寻不到母亲的人格。

那么，决定母亲之所以是母亲的所谓"人格"究竟是什么呢？

母亲曾经会做的事情现在不会了，那个熟悉的母亲不在了，目睹这一切，很难不让人产生幻灭感。显然，伴随着认知能力的衰退，母亲的一部分消失了。可是，母亲不受认知

120

能力衰退影响的那一部分，也就是"人格"，究竟是什么呢？

在正式解答这个疑问之前，我们先来看一看认知能力衰退对患者本人以及家属造成的最大伤害是什么。患者丧失哪种能力，会让他们自己和家属最为痛苦。

阿尔茨海默病所引发的、让患者和家属闻之色变的症状之一，就是认不出朋友和家人。随着病情的逐渐恶化，患者势必会走到这一步。最初是能认出别人的相貌，但叫不出名字，进而发展到看见对方的脸也想不起是谁，更不会产生亲近感。

那么，为什么患者会发展到这种状态呢？这是因为脑萎缩已经从海马体扩散到了大脑皮层。

前文多次谈到，大脑皮层是储存记忆的仓库。大脑皮层颞叶有一个部位叫作梭状回，这个部位在人脸识别中发挥着重要作用。如果由于剧烈撞击、脑瘤、脑梗等原因导致该部位受损，人就会患上面孔失认症。这种病的患者认识对方脸上的眼睛、鼻子等各个器官，但却认不出这些零部件组合在一起的整张脸，说不清对方是谁。患者的视力没有问题，也能观察对方的面容，但就是认不出来。一旦阿尔茨海默病所造成的脑萎缩扩散到梭状回，患者就会出现面孔失认症，变得不认识人了。

阿尔茨海默病的患者还会出现一种叫卡普格拉综合征的

离奇症状——偏执地认为自己的亲朋好友已经被别人取代，只是相貌还和以前一模一样。患有卡普格拉综合征的人可以通过相貌做出准确判断，"这张脸是我丈夫的"，也就是说，从视觉认知层面能够认出丈夫。但是，由于与情绪相关的脑区出现异常，她在见到丈夫的时候不会产生正常情况下理所当然的亲近感。此时，大脑会试图解释看见丈夫却不觉得亲近这一矛盾现象，于是就给出了一个理由：如果对方真的是我的丈夫，我肯定会觉得亲近，所以这人就是个长得跟丈夫一模一样的假货。

因为上述原因，阿尔茨海默病患者会出现认不出亲朋好友的症状。这意味着他们已经失去了关于在自己生命中关系最为亲密、对自己最为重要的人的记忆，而忘记他人，也可以说就是彻底忘记了自我。

每每想到这种情形，我都感到不寒而栗。对于那些被忘却的家人、朋友来说，患者将自己遗忘在虚无之中的状态也给他们带来了深深的悲痛。

认知症患者对自身状况的认知

认知症是"丧失记忆，忘记家人姓名、长相，自己迷失自我的疾病""失去自理能力，成为亲近之人的负担的疾病""不治之症"。从某种意义来说，这些都是事实。仅仅这几句话，就让人感到心惊肉跳。

在法律允许安乐死的荷兰和比利时，认知症带来了令人意想不到的问题。越来越多的人出于对认知症的可怕印象，一旦患上这种病，便放弃任何治疗，直接选择安乐死，哪怕自己的头脑还很清醒。

精明强干的自己是自己，记忆力和判断力衰退的自己就不是自己。不想看到自己境遇凄惨，不能接受自己变得孱弱，只想选择安乐死。

每个人都希望，只有那个强大的自己才是自己。我能理解这种感受。但是，"孱弱等同于境遇凄惨"这一想法，可能只是仍处在巅峰状态的人的一种错觉。

　　幼年、少年、青年时期，人生一路蒸蒸日上，沿途尽是未曾见过的风景。在这一阶段，人只能看到光明和强大，无比期待美好的未来。可是，人会经历璀璨夺目的时期，也势必会经历能力退化、体能下降、美好未来无从谈起的时期。然而，处于前一阶段的人时常认为后一阶段"绝无可能"，对其视而不见，或是将其视为"境遇凄惨"。

　　尤其是患上阿尔茨海默病后，境遇凄惨更是显而易见的事，因为这种脑部疾病会让记忆中的人生大事灰飞烟灭。旁观者当然可以预见这种不幸，但是对于阿尔茨海默病患者本人而言，他们感受到人生凄惨了吗？他们究竟是一种什么感觉？想要搞清楚这些问题，除了面对面询问以外别无他法。

　　不过，因为阿尔茨海默病是一种导致记忆力、判断力、沟通能力下降的疾病，所以患者说的话有可能支离破碎，可信度也值得商榷，以致长久以来，人们都没有做过这项很有必要的调查。

　　正因为人们不了解患上阿尔茨海默病之后的真实感受，才会产生"到了那一步活着就没什么意义了""真得了病就自行了断"之类的想法，仅凭印象就做出安乐死的决定。

　　有一位名叫玛戈的女性的经历很有代表性。她患上认知症之后，曾表示如果症状恶化，就接受安乐死。但据说随着病情发展，她竟然忘记了自己曾经的意愿，每天在护理机构里开心地吃着别人提供的花生黄油三明治。玛戈虽然丧失了记忆力和理解力，但是活得很快乐。

这个例子说明，也许旁人所想象的阿尔茨海默病，或是患病前所想象的阿尔茨海默病，与现在已经患病的人的真实感受并不相符。阿尔茨海默病患者至少还保留着感受幸福的能力。甚至还出现了这样的争论——我们应不应该按照患者本人已经遗忘了的、患病前的决定，对这个现在正在享受幸福的人执行安乐死呢？

就这样，医学界逐渐开始通过访谈的形式，认真倾听认知症患者的声音，了解他们对自身状态的真实感受，看他们有没有发现自身出现的问题，以及如何面对自身的疾病。

二〇〇七年，荷兰学者玛西克·E.德波尔整理的报告表明：认知症并不单纯是一种让人丧失全部能力的可怕疾病；患上认知症以后，患者无疑会经历各种痛苦和负面情绪，但并不是完全被动地接受疾病，而是探索、尝试各种对抗病魔的策略，积极主动挑战困难；许多时候，患者的行为乍一看有些古怪，但那其实是他们为克服自身问题所做的努力。

总之，认知症患者对待生活非常积极，他们会用自己的方式去了解自身状况，竭尽全力适应这种状况，并且根据病情发展不断做出调整。

下面展开来具体介绍一下。

阿尔茨海默病的重要诊断标准之一是"丧失自觉"。阿尔茨海默病患者忘记了"遗忘"本身，也无法有效集中注意力，所以意识不到自己动作失调、说话前言不搭后语。在旁人看来，他们无法察觉自身行为举止的怪异。

由于海马体受损，正在进行的事情不能形成记忆，患者就不能自主意识到自身行为的异常。因此"丧失自觉"就成为疾病的诊断依据。但是相关访谈的结论告诉我们，"丧失自觉"其实是一种适应行为。

当我无可奈何、第一次提出去医院的建议时，母亲大为光火。她说："我自己的身体我最清楚，实在不行了，我自己会去医院。这不是什么大事，不用你操心。"

当时我只是伤心地以为，母亲还不了解自身状况的严重程度。于是我谎称要打流感疫苗，带她去了医院，甚至事先与相熟的医生打好招呼，请对方无意间发起"最近有没有其他不舒服，记忆力怎么样"等话题。

然而那天让我吃惊的是，面对医生这个外人的询问，母亲竟然坦率地回答道："好像忘性有点大。""那就先去检查一下吧。"医生顺水推舟地开了一张去大医院的转诊单，就这样，我开始带母亲去做各项检查。

也就是说，母亲没有真的丧失自觉。她之所以矢口否认，或许只是不想让女儿说自己不正常，不想亲口向女儿承认自己有病。母亲宁可向外人坦白，也不想让一直受自己呵护的女儿看到自己孱弱的一面。

根据德波尔的报告，在对认知症早期患者的访谈中，几乎所有人都或多或少地察觉到了自己的症状。他们表达了对自身状况的担忧和焦虑，还坦言了最害怕的情况——当众犯错、不被家人接纳、家人替自己大包大揽。

他们能够从所犯的错误以及旁人对错误的反应中感知到自己的失能，并且感到难过和恐慌。正因为具有这样的自觉，他们才会想要隐藏、掩饰失败。旁人在看到这种掩饰的时候，会误以为他们"丧失自觉"，但这些拼命保护自己的行为恰恰证明了患者的自觉并没有丧失。

以我母亲的经历为例。有一次，她去一家大型商超的洗手间，可那里的门锁结构和她所熟悉的家里的门锁截然不同，结果她打不开，被关在了里面。后来，在别人的帮助下，她总算脱离了困境。然而得救的母亲连一句"谢谢"也不说，若无其事地洗洗手，三步并作两步地径直离开了洗手间。在场的我心里一阵惶恐，一边流泪一边向众人道谢。当时我能感受到，母亲之所以丢下一句"我不知道自己被救了"便匆匆离去，是因为想在惊魂未定的状态下，用假装什么都没发生的方式，多少保护一下自尊心。这件事发生后，那一整天母亲都脸色煞白。

这类似于一种"无视失败"的行为。阿尔茨海默病患者不再从事之前的工作，不做拿手菜，不愿意抛头露面，不一定是因为认知能力衰退，而是想降低失败的风险，尽可能避免自尊心受到伤害。他们只做自己有把握的事，用这种方式获得满足感。他们始终在根据自身症状调整对策，让自己生活得心满意足，并且用自己的方式帮助他人，避免成为他人的累赘。

满嘴都是现实中不曾发生的、不合逻辑的、诡异的胡话，时不时对发生的事情视而不见，这都是患者竭力保护自己的表现。即使是一个健康人，在面对陌生情况而感到焦虑和恐惧的时候，也会在表达上刻意美化自己，只愿意听正面评价。阿尔茨海默病患者表现出来的矛盾症状，实际上是他们正在竭尽全力让自己显得正常。

即便病情发展已经较为严重，患者依然能够感受到片刻的幸福，就像玛戈享用花生黄油三明治那样。而且根据研究，只要患者所处的护理机构或其他环境，能够在他们无能为力的事情上给予照顾，在他们力所能及的事情上给予鼓励，能够不大包大揽，而是通过简单小事让他们感知独立自主的自我，能够让他们发挥点滴价值并获得他人的认可，那么患者就会爱上并享受在那里的生活。

　　总之，绝不能把不会做事单纯归咎于能力衰退。患上阿尔茨海默病也绝不意味着境遇凄惨。

还是"社会人"吗

至少在病情早期阶段，阿尔茨海默病患者所表现出来的社会感受性与健康人没有太大差异。

有一种与阿尔茨海默病相比更加罕见的认知症，叫作额颞痴呆。患上这种认知症后，最初出现异常的部位不是海马体，而是额叶和杏仁核等负责社会性和情绪的脑区。研究发现，这种认知症的患者在与人对话时，存在着目光与对方接触时间过长或过短的症状。而阿尔茨海默病患者在视线交流方面与健康人并没有什么差别。

阿尔茨海默病患者对他人的目光较为敏感，当自己犯错的时候，可以准确认知他人的面部反应。从这个角度来说，海马体之外的其他脑区基本正常的早期患者，更容易出现情绪方面的危机，因为他们能够准确理解他人的反应，但还不适应自己的症状，时常不知所措。除了记忆，一切正常，这反而让他们焦躁不安。这一阶段也是产生自杀意愿的高峰期，据说许多荷兰人都是在这一阶段表示要接受安乐死。

可问题在于，这一阶段患者的悲观想象与实际将要发生的未来并不相符。人是适应性动物，阿尔茨海默病患者会想方设法掌握自身状态，采取规避犯错、做力所能及的事情等方法适应病情的发展。同样，家属也会逐渐适应患者的状态，找到呵护患者、稳定自身心态的应对方法。所以，情况会逐渐向好，幸福绝不会荡然无存。

无论遭遇何种状况，人类都会利用现存的脑区保护自己，不断适应，努力地活下去。我们所说的"学习"通常是指记住更多的知识、掌握更多的技能。那么，积极接受自己的命运，从中找到生的希望，又何尝不是一种学习、一种与持续学习新知识同等重要的能力呢？

即使萎缩已经从海马体扩散到大脑皮层的各个区域，即使失去了对家人、朋友的记忆，人只要还有一口气在，就依然会利用剩余的脑区来适应自身状况。这种至死方休的适应能力，在有生之年所做出的一切努力，不正是一个人的人格吗？

也许这种状态在旁人看来有些凄惨。

也许未来丧失各种认知能力的自己，在当下自己的想象之中惨不忍睹。

然而，无论大脑萎缩到何种地步，无论有多少无法理解的事情，大脑都在努力追求幸福的生活。这一过程，不正是值得我们万分尊重的人格吗？

　　我想我明白了：我不但要看到处于风华正茂、大好时光的母亲，也要看到自始至终坚持不懈的母亲。

身患认知症的康德

伊曼努尔·康德，哲学家，生于一七二四年，著有《纯粹理性批判》等作品，对西方哲学产生了深远影响。据说，康德在晚年时期患上了伴有记忆障碍等症状的认知症（一九〇七年，爱罗斯·阿尔茨海默首次发表阿尔茨海默病病例，距离一八〇四年康德逝世已过百年。在康德早已作古的今天，已无从考证他患上的究竟是哪一类认知症）。

对于"人类怎样才能更好地生活""人类的理性"等问题，康德的思考与研究深度，世人无出其右。连康德这样的思想巨匠都难逃认知症的魔爪，其他人就更别提了，这种想法可以让我这样的普通人获得稍许宽慰。

可事实果真如此吗？其实，一个人好吃懒做还是好学精进，与他是否会患上认知症并不相干。

据说，康德在现实生活中是一个非常擅长聊天的社交达人。他几乎每天都会出席或组织聚餐活动，与每个人谈话时都会认真倾听，说话一语中的又幽默风趣，善于营造其乐融融的气氛，让每个人都能尽兴而去。

就是这样一位人中龙凤，在去世前的几年里，经常不停地复述同一件事，甚至还要把"六月、七月、八月这三个月是夏天"这种常识写在本子上提醒自己。他再也无法像曾经那样谈笑风生，就连条理清晰地表达都很困难。

但重点是，根据认知症研究专家大井玄教授的著作，康德的亲朋好友中没有一个人怠慢或责怪他。哪怕这位伟人发生了如此巨大的变化，哪怕他已经彻底遗忘了自己的亲人和朋友们。

也许是因为康德在哲学方面的丰功伟绩，也许是他毕生践行着"做某件事时，必须确定自己希望其他人在同样情况下也会做同样的事情""人是目的，不是手段"等自己提出的思想，对他人的关怀令人叹为观止，人们对康德始终敬重有加。

康德基本没有出现攻击性、游走等被称为痴呆伴发精神行为障碍的症状。虽然失去了交谈和逻辑思考的能力，他依然像神明一般受人尊敬，享受着安定祥和的幸福生活。

由此可见，即使一个人什么都忘记了，什么都不会做了，也不妨碍人们对其报以尊重。这种来自旁人的尊重，能够改善这个人的生活状态。

患者身边的人同样可以用他们的力量去支撑患者的"人格"，使其幸福地度过余生。

只有康德这样的伟人才能过上这样的生活吗？当然不是。临床心理学家河合隼雄的著作《日渐衰老意味着什么》提到了这样一个故事。很久以前，在北海道的阿伊努族村子里，如果有哪位老人犯糊涂、说话颠三倒四，在身边人看来，这是他化身为神明、开始说"神语"的表现。人们会同这样的老人和睦相处。

只有看到人与人之间的不同，我们才能珍视彼此。

第五章

情绪就是一种智力

越来越难以捉摸的母亲

母亲患上阿尔茨海默病后，面色煞白地坐在沙发上的时间越来越长（后来这种情况有所改善，她逐渐有了笑容）。她本来是一个外向开朗的人，但患病后基本足不出户，连钟爱的合唱练习也不去参加了。

由于做饭需要从确定菜单开始，遵循一道接一道的程序，所以母亲没办法独自做饭了。但她自己动手的意愿依然很强，不肯把做饭的事全都交给我。

口味好恶变得非常鲜明，讨厌吃我做的饭。

偶尔还会出现幻觉，以为某些根本不在身边的人此时此刻就在眼前。

以前，我们母女二人可谓心意相通，如今彼此感到对方的心思越来越难以捉摸。

美国的阿尔茨海默病协会是最先开展阿尔茨海默病治

疗、研究和患者援助的机构。根据该机构发布的《给患者家属的建议》，阿尔茨海默病会造成以下八类典型的人格变化：无精打采、对以往喜爱的活动不感兴趣、被害妄想、出现幻想、自闭、无法做决定、丧失自主意识、对待他人很冷漠。毫无疑问，母亲也经历了典型的人格变化。

关于"对待他人很冷漠"这一点，母亲还有两个具体症状，在这里补充介绍一下。

那是在确诊后第二年的秋天。有一天，我煮好栗子饭后拿了一些去供奉佛龛，忽然发现一根火柴头朝下地插在香灰里。这是上香的地方，怎么把火柴插在里面了？我心中纳闷，将其拔了出来，接着又发现旁边还插着四根。火柴虽然沾满了灰，但都没有用过。我心想，干吗要把五根没用过的火柴倒插在香炉里呢？

这种匪夷所思的事情多半是母亲所为。我向母亲求证，她却说："什么火柴？莫名其妙。我怎么可能干这种事。"我又问父亲，父亲回答说："我早就把佛龛交给你们了，我都不往那边去。"

的确，多年来，每天都是母亲收拾佛龛，父亲只有在盂兰盆节和祭祖的时候才会上一炷香。因此，我推测很可能是母亲习惯性地来佛龛旁边，从火柴盒里取出火柴，但突然忘记了用法，又怕这样放着会失火，接着她看见面前香炉里的香灰，就萌生了"把火柴插进去就没事了"的想法。

那一刻，在母亲脑海中，"香炉＝供奉香火的地方"这一抽象概念分崩离析，只剩下"灰烬＝火灭了"这个具象概念。

有些时候，我和父亲对世界的理解在母亲那里是行不通的，比如上面讲的这件事，她就只能想到"火会烧成灰"。母亲的理解更为直接，也可以说，这是在受局限的视野中所形成的一种简单粗暴、只顾眼前的理解方式。

后来我对母亲说："香炉是插香火的地方，火柴还是放进火柴盒吧。"母亲由此想起香炉本来的作用，"灰烬＝火灭了"的概念也随之消失，这才做出了与我和父亲相同的反应："哎呀，我怎么能干出把火柴插进香炉的傻事呢。"

母亲经常会有一些直接、短视的行为。由于分配注意力的能力下降，母亲的行为被限制在一个狭隘的世界里。如果有谁不了解母亲的情况，就会因为"她怪里怪气的，把我精心收拾好的地方都弄乱了"这类事情而感到十分郁闷。我觉得从无法正确认知他人情绪的角度来说，这种情况无疑就是阿尔茨海默病协会所说的"对待他人很冷漠"。

还有一件事。当时我很担心母亲口味上发生的剧烈变化，于是在出差的地方找到一种她绝对会喜欢的食物——用酱油烹制的紫花豆，咸甜适中。母亲本身很喜欢吃豆类食物，但是因为煮豆子耗时耗力，所以我很少做。我心想，这次母亲肯定能吃个痛快了。

由于那天我到家时已经很晚，父母都睡了，于是我把豆子放进冰箱，心想明天妈妈就能吃到了，然后便满怀期待地进入了梦乡。第二天一早，我睡醒后打开冰箱，里面的紫花豆竟然不知去向。我找了又找，发现它被扔在厨房的垃圾篓里，而且还是特意从袋子里掏出来扔掉的。

也许，只要不记得是自己买过的东西，母亲就会认为是没有用的。也可能是因为紫花豆的颗粒很大，而且黑乎乎的，母亲又没怎么见过，所以望而生厌（由于后顶叶皮质的感觉整合出现问题，阿尔茨海默病患者无法顺利形成"这东西是什么"的认知，经常会认错物品，这种又黑又大的东西很可能会被当作虫子）。我特意买来让母亲高兴的东西居然被母亲扔掉了，对此我怎么也想不出一个能够解释得通的理由。我相信母亲绝对不是有意为之，但是我无论如何也不能接受自己的好心被当成驴肝肺。我当场质问母亲："为什么要扔掉我买的紫花豆？"母亲回答说："我怎么会把你买的东西扔掉呢？"说这话的时候，母亲一脸严肃，那肯定的眼神似乎在向我呐喊："绝不可能！"

这些不善于察言观色而做出的、令人咋舌的行为，都是由于母亲分配注意力的能力下降，无法把握事物间复杂的联系而出现的，在一定程度上的确可以概括为"对待他人很冷漠"。

毫无疑问，这些情况会伤害到身边的人。但是通过对母亲的观察，我认为，正如上一章所介绍的那样，阿尔茨海默病患者的社会感受性相对正常，他们并不是真的不关注他人，只是因为注意力分配的问题，无法感知他人的情绪而已。

母亲的变化，总结起来就是海马体萎缩、后顶叶皮质活动水平下降以及缓慢发展的大脑皮层全面萎缩所造成的认知能力衰退，其中包括记忆力、注意力、判断力等的变化，外在表现就是人格变化。

认知能力衰退以后的母亲，仿佛去往了一个迷离而疏远的世界，丢下我孤零零的一个人。不过，这种人格变化并不像我当初在母亲身上发现阿尔茨海默病端倪时所想象的那样可怕。

之所以这样说，是因为我发现只要能够让母亲理解外部的信息，她就可以像从前那样做出正确的反应——"我怎么能干出把火柴插进香炉的傻事呢""我怎么会把你买的东西扔掉呢"。下面这件事就证明了这一点。

有一年父亲生日，不巧台风来袭。生日一年只有一次，尽管屋外暴风骤雨，我还是对父母说，想出去买个蛋糕。父亲说："改天过也一样，蛋糕吃不吃的也无所谓。"母亲却说："当然要买。不仅要买，还要买个超大尺寸的。"在这句话中，我看到了母亲对父亲发自心底、始终不渝的爱。

我不禁思索，也许人有两种人格，一种是认知能力塑造的人格，另一种是由更为本真的情绪所塑造的人格。

在没有理解外界信息的时候，母亲的反应匪夷所思。但只要理解正确，母亲就能给出与健康时完全一样的情绪反应。喜欢什么、不喜欢什么，母亲在对待事物的感受上几乎跟以前一样，即使有些时候，她的反应多少有些极端。

确诊两年半后的母亲

在母亲确诊阿尔茨海默病两年半以后，我意识到不应该死盯着母亲失去的东西不放，而要把目光投向母亲没有失去的东西。那么，母亲留存下来的是什么呢？下面几个片段给我留下了深刻的印象，它们都与母亲近来的行为举止有关。

在母亲确诊阿尔茨海默病后的翌年秋天，某一天，我在工作中遭遇到了意想不到的挫折。回家后看到母亲的面庞，刹那间我的泪水夺眶而出。母亲站在身旁，不停询问缘由："被人批评了吗？是被谁欺负了？是谁对我们家小绚说话这么难听？"在患上阿尔茨海默病之前，妈妈一直都这么温柔。其实，搞砸工作都怪我自己。但是我一方面不想费事——回答母亲的问题，另一方面看到母亲如从前般温柔，实在难掩内心的欢喜，于是什么都没有说，只是扑在母亲怀里流眼泪。（果然，被母亲宠爱的滋味太棒了！）母亲又说道：

"没什么大不了的嘛。妈妈也一样，总有人会对我说难听的话。遇到这种情况，妈妈从不反驳。用不着说什么。人总会犯错，凡事放轻松，差不多就行了。"我惊喜于母亲如此自然的反应，一边哭着，心里也不禁泛起一丝苦笑。是谁说话这么难听？不就是平时动辄冲母亲发火的我自己嘛。母亲依然保留着曾经的情绪，用她固有的方式，在这个世界里感知、思考、学习和生活。

母亲每天都会看 NHK 的晨间剧。早上看一遍，白天重播的时候还会再看一遍，再看时仍然会笑得前仰后合，就像第一次看一样。她记不住剧情，却是一集不落。有一天，到了晨间剧播出的时间，我忽然惊讶地发现母亲居然跟着电视一起哼唱起了片头曲。要知道，母亲患上认知症已经两年半了，按理说病情肯定比之前严重不少，但母亲对唱歌的喜爱始终未改，甚至还能记住新的歌曲。这让我意识到母亲依然具备掌握新事物的能力。

两年来，母亲早晨都会问我："今天去哪里呀？"听到我回答"去大学上课"时，母亲就会说："啊呀，那要加油呀。"从母亲说话时的神情，我能感受到，这一句"加油"的意思并不是"努力学习"，而是"在学生面前努力讲课"。看得出来，母亲多多少少理解了我是一名"授课人"而非"听课人"。刚确诊阿尔茨海默病那阵子，母亲每次听我说

"在大学里讲课"时都很惊讶，仿佛是第一次听说。我本以为母亲永远不可能记住我的新工作，但两年后的现在，她还是记住了。

母亲并不是只和父亲散步，如果遇到父亲不在家之类的情况，我也会陪她一起去。我陪母亲散步时，经常是从家里走到附近的车站乘车，在母亲娘家附近的车站下车，因为我想让母亲去一些她跟父亲散步时没去过的地方。只要一到那个车站，母亲就会突然掌握散步的主导权，开始表达自己的需求，譬如"我们走那边那条路吧""买点那家店的葫芦条寿司回去吧"，有一股在出发时几乎见不到的精神头。她还会告诉我"沿着这条路一直走就是学校""从这里拐过去有一座神社"，喋喋不休，令人吃惊。我意识到对于孩提时代的记忆，母亲依旧铭记于心。她有很多想说的话，想把自己所知道的告诉别人。二〇一八年六月十九日的《朝日新闻》报道称，当养老院把室内装饰改成怀旧风格之后，患有认知症的入住者们在怀旧之情的感染下，一改沉默寡言的状态，全都变得健谈了。把卫生间的标牌换成二十世纪六十年代的样式以后，原本上厕所都成问题的入住者也能够自理了。认知症本身无法治愈，但是借助似曾相识的外物能够唤醒患者往昔的记忆，从而提升他们的能力，这不能不让人惊叹。

二〇一八年六月，电视正在播放世界杯日本对阵哥伦比亚的比赛。这是历史性的一天，日本足球队首次战胜了南美洲球队。此后一连数日，电视台都在反复播报足球新闻。每当电视上出现日本代表队的镜头，母亲都会一边念叨"哎，你哥哥在哪儿呢"，一边在日本队里寻找我哥哥的身影。因为哥哥年少时确实踢过足球，所以母亲一看到踢足球的人，就会看看自己儿子是不是在这群人中。我只记得母亲说过，哥哥小时候很怕生，一把他放到人多的地方，他就紧张得无所适从。没想到，母亲居然对"踢足球"这件能够映射出自己孩子性格的事情记忆得如此深刻。在母亲的记忆中，哥哥就是日本足球队的一员。尽管这是一个错误的印象，哥哥知道后却也乐不可支。

第四章中介绍过，阿尔茨海默病患者能够意识到自己出了问题、哪里有些古怪。那么两年半以来，母亲对自身病情的认识又有什么变化呢？目前，母亲能够认识到自己经常犯错，有时会自嘲似的笑着说"真糟糕，最近忘性越来越大了"。如果看到我犯了错，她也会鼓励我说"犯错没什么大不了的"。我不清楚母亲知不知道这些情况就是阿尔茨海默病导致的。在我家，即使要安慰母亲说"犯错了也没关系"，也不会直截了当地说"毕竟你得了阿尔茨海默病"，因为这种说法仿佛是武断地在母亲与认知症之间画上了等号。当初，医院明确告知母亲诊断结果的时候，我们确实有一种如释重负的感觉，但在那之后，我们从来没有对母亲用过"阿尔茨海默病""认知症"这些词。母亲每晚都要服用药物，有时她会问"这是什么药"。面对这个问题，我们同样不会说"这是治疗认知症的药"，而是采取类似于"这是保健药品，能提高记忆力"的说法。因此，母亲对病情的认知既不能说是增强了，也不能说是倒退了。当然，将来随着认知功能下降，这种认知只会越来越差。不过，既然母亲能够笑着说"真糟糕，忘性越来越大"，就说明在某些时刻，她坦然接受了自己现在的状态。

前文介绍过，一位名叫亨利·莫莱森的癫痫病患者接受了包含海马体在内的内侧颞叶切除手术，术后他再也无法记住新的东西。关于这个案例，还有一个情况需要着重介绍一下。此人在手术之后曾接受了一项测试：给他一个双线轮廓的五角星图案，要求他看着镜子里的倒影，在两条线之间再画出一条轮廓线。

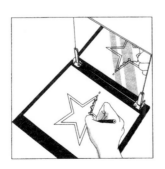

面对这样一个复杂的问题，他仅需重复几次便可以画得很好。可是，他无法保留进行过这项测试的记忆。每次开始测试，他都会说是第一次做这种测试。随着测试次数的增加，他画出的五角星轮廓也越来越精准，对手部的把控能力明显提升了。

这些身体运动记忆，也就是程序性记忆由大脑基底核和小脑等部位控制，不依赖海马体，因此切除海马体并不影响这方面的学习。

换言之，有时即使海马体受到损伤，也不影响学习新事物的能力。更重要的是，即使语言无法形成记忆，身体也会牢牢掌握新的技能。

母亲的朋友偶尔会请她出去吃饭。但是当母亲回来，我问她"吃得怎么样"时，母亲甚至把和朋友见过面这件事都忘得一干二净了。这让我很伤心，感觉对不起专程邀请母亲的那些长辈。不过转念一想，或许母亲的身体里已经储存了得到过热情款待的感受，只不过这段记忆无法用语言提取而已。走出家门，见到平日里难得一见的朋友，聊一些不常谈起的话题，品尝美味佳肴，这些都会给母亲带来新鲜的体验，也留下记忆。

我曾有幸参观过认知症患者生活的养老院，在那里见到了一位年过八旬、几乎失明的阿尔茨海默病男性患者。我握住他的手，想要向他问好。令我印象深刻的是，他不停地用松开、抓握，再松开、再抓握的方式，通过触觉感知我的存在。养老院的工作人员介绍说，这位男性患者入院有两年左右，他记不住工作人员的名字，但是有事时会用"小姑娘""小伙子"的称谓呼唤他们，而且他现在也跟刚入住时不同，不再排斥和他人的身体接触。虽然眼睛看不见，还患有认知症，但是经过两年时间，他已经基本用身体熟悉了整个养老院，知道自己的房间在哪里、厕所在哪里。

适应新环境是一个很艰难的过程。据说，起初这位男性患者由于离开亲人而心神不宁，无论怎么向他解释，他也无法理解这是一个什么地方，整夜整夜地大呼小叫，呼喊家人的名字。但如今，他明白这个地方有人能够帮助他，并用身体上的触感记住了这些帮助、照顾自己的人，得以在这里安享晚年。

工作人员还介绍说，他们很难和这位男性患者正常交谈，但是当养老院请来民谣歌手办音乐会时，却发现他悠然地随着音乐用手打节拍。音乐在他心底激荡，在漆黑一片的世界里唤醒过往一段段鲜活的记忆，彼时彼刻，他徜徉在音乐之中，内心是那样安宁。

我相信，希望就蕴藏在身体反应之中，就储存在身体而非语言的学习之中。

脑科学定义的情绪作用

下面我来介绍一下情绪的作用，这些都是经过脑科学验证的。

严格来说，情绪分为两种：①身体反应 [称为 "情绪（emotion）"]；②自我认知情绪内容，能够有意识进行感知的 "情感（feeling）"。

换句话说，身体反应是情绪的一种。

比如一个人感到恐惧，首先是身体出现手心出汗等反应，在认识到这些反应之后，进一步产生了恐惧这种情绪。喜欢某人，先是身体不经意间靠近对方。厌恶某人，也是身体先远离对方。喜欢和厌恶等自我认知则出现在身体反应之后。

也就是说，身体反应是 "情绪" 的基础。

上一节所说的 "希望蕴藏在身体而非语言之中"，其实指的就是情绪。

普遍认为，认知症患者"失去了理性，但保留了情绪"。一般来说，较之于掌管"思维"等高级认知功能的大脑皮层，人脑中那些控制着呼吸功能等对于维系生命而言不可或缺的部位、与人体关系最紧密的部位，也就是从生物角度而言最原始的部位，更不容易出现萎缩，更容易保留到最后。

在掌管维系生命不可或缺的功能的"爬虫脑"——脑干和负责认知事物的"人类脑"——大脑皮层之间，就是负责控制情绪的"哺乳脑"——边缘神经系统。

也许有人会问，如果失去了逻辑思维能力和理性，仅存情绪和本能，是不是就意味着这个人与动物无异？无论认知症患者再怎么利用最后仅存的能力，拼尽全力地去解决问题，一旦只剩下情绪和本能，是不是就可以说他们失去了人性？

那么，我们究竟能够从哪些身体反应和情绪中寻求希望呢？

记得生气，但不记得为什么

一天早晨，我起床后来到客厅，发现父亲好像对母亲发火了。当时父亲已经走了，母亲气哼哼地说："我再也不跟你爸爸说话了，这人真是自私透顶。"

"怎么回事？爸爸说您什么了？"我问道。母亲却回答"没说什么"。我一方面想了解父亲为什么发火，另一方面也想平息母亲的怒气，于是追问道："说说嘛，到底是因为什么事情呀？"结果母亲翻来覆去就一句话："没什么事，反正我再也不跟他说话了。"

想讲清楚一件事情，就要按照时间顺序梳理前因后果。如今的母亲或许不具备这种逻辑能力，也可能早已忘记发生了什么事。与其说母亲对我隐瞒，不如说她根本讲不清楚，所以只能不停念叨"他太过分了，我再也不跟他说话了"。

在与阿尔茨海默病患者相处的时候，要秉持这样的观念：虽然他们会忘记发生的事情，但会记住当时的感受，所以不要用"反正也记不住"的态度来对待他们。事实上，母亲已经忘记了与父亲吵架的原委，但愤怒的情绪始终没有消散。

下面我就详细介绍一下，"不会忘记情绪"究竟是怎么回事。其实，即使是健康的人也会出现只记住了情绪的状况，比如过量摄入酒精的时候。你有没有在聚会上喝多了以后，对旁人说些平时根本不会说出口的话呢？在酒精的作用下，大脑的"司令部"——额叶的功能受到抑制，人会变得感情用事，口无遮拦。到第二天酒醒之后回忆聚会上与人交谈的详细内容时，却由于当时酒到酣处，酒精影响了海马体的正常功能，大脑没有形成具体的记忆，也就无法厘清前前后后的经过。但是，郁闷的感觉却萦绕于心，总觉得"糟糕，肯定说了什么不该说的"，并懊恼不已。这便是忘记具体经过、只记住了情绪的情况。

导致这种情况的原因很多，摄入过量酒精只是其中之一。我再举一个例子，苹果公司已故的创始人史蒂夫·乔布斯经常把前一天下属汇报的创意，误认为是自己萌生的灵感。因为他关注的是激发了自己惊讶情绪的创意的核心部分，所以到第二天，他只记住了这个核心，至于是谁在什么时间和地点向他汇报过这件事，他已经完全抛到了脑后。忘却了"是某人告诉我的"这一信息来源，唯独记住了对自己而言意义重大的信息内容。这听上去似乎不可思议，但想必每个人都有过类似的经历。

人脑是有限的，它会尽量剔除无用信息，保留核心内容，所以人们都会或多或少地遗忘一些细枝末节的记忆。

大脑中，紧邻海马体（负责巩固陈述性记忆）的是情绪中枢——杏仁核。

当我们遇到可怕或厌恶的事情，为了避免再有类似遭遇，就需要记住当时的具体情形，这是生存的不二法门。

同样，当我们拥有了幸福的经历，并且想再次获得这种体验，也要认真分析、牢记个中原因。

因此，不论情绪是好是坏，只要情绪系统发挥作用，向海马体传递"这件事很重要"这种强烈的情绪信号，那么海马体就能将这件事与日常琐事区别开来，强化对它的记忆。

这里需要强调的是，当我们遇到某件事情，最先做出反应的是情绪系统。人是以情绪为线索来分析和理解事物的。

情绪系统会在我们看见某样东西的时候，决定是应该远离还是靠近。比如，在路边看到一个蛇形物体，在分辨出那是一条蛇还是一根普通的细长绳子之前，我们便会出现恐惧反应，也就是抽身躲开，逃至安全区域。因为比起一动不动直至分辨出那是绳是蛇，先行撤离再进行判断的做法更加安全。

还未等大脑做出判断，身体便已经迅速做出反应，这就是情绪的作用。情绪系统对生存而言至关重要，很多动物都演化出了这个系统。

从演化的先后顺序来看，在事后进行详细分析的大脑皮层是最晚出现的组织。即便是分析某个物体究竟是绳子还是蛇这样简单的事，也需要花费不少时间。大脑皮层中负责处理视觉信息的部位要处理蛇的外观，听觉信息处理部位要处理蛇发出的声响，逐一分析处理之后汇总为感觉信息，才能形成"这是一条蛇"的认知。但是，等这一系列分析结束，人说不定早就被蛇咬了。

大脑皮层的作用是仔细分析事物，其中也包括情绪系统迅速启动（比如抽身离开等身体反应）所造成的结果，扬长避短，积累经验，以便下次做出更为妥当的反应。

简而言之，情绪是基础，大脑皮层负责的只是修正情绪。

调动情绪，有利于刺激海马体，加深记忆。而且，由于情绪更为基础，所以在酒精暂时抑制了海马体功能的情况下，对情绪的记忆会比对事物本身的记忆更加清晰。

无论是否患有阿尔茨海默病，忘记具体事情、只记住情绪都是一种很常见的现象。只是这种疾病会损伤海马体，致使这种现象更加多发而已。

　　母亲和父亲吵架之后，忘记了吵架的缘由，只记得愤怒这种情绪，但是这种愤怒并不会在记忆中不断累积。他们就和普通夫妻一样，床头吵架床尾和，当天便重归于好，又开开心心地一起散步去了。

　　阿尔茨海默病患者很难在脑中形成对新事物的具体记忆。但是，他们能够对新事物做出情绪性的反应，并且也和健康的人一样，在情绪的影响下出现无法释怀、念念不忘的状况。

为什么说情绪是一种智力

前文谈到，情绪等同于迅速的身体反应。

阿尔茨海默病会影响人对新事物的记忆，但不会影响人对新事物的情绪性反应。有时，即使患者遗忘了曾经遇到过蛇这件事，也会做出躲避蛇的行为，没来由的恐惧情绪也会持续一段时间。这说明患者依然保留着情绪这种功能。

情绪并非人类独有，有些动物也具备这种功能。所以，这看上去有些"低等"是不是？如果我告诉你，情绪其实是人类道德和理性的根源，你会不会感到惊讶？下面请听我细细道来。

我们知道，一旦杏仁核（也就是控制情绪的中心）因为事故或疾病而受到损伤，人就会很难产生身体反应。见到蛇之类威胁生命的东西，既不知道躲开，也不会手心冒冷汗，还会误以为这些东西可以亲近，向它们伸出手去。

杏仁核受损后，人不但无法判断像蛇那样具象的威胁，也无法规避精神层面的抽象风险，例如面对可能导致倾家荡产的赌博，不会感到任何惧怕或不安，反而会毫不犹豫地参与其中。

杏仁核出现异常后，身体反应失灵，这就导致患者不能做出一些在我们健康人看来极为正常的、趋利避害的理性判断。

此外，邻近杏仁核的眶额皮层受损的患者，在看到蜘蛛、凶案现场等健康人看到后会马上冒冷汗的恐怖照片时，同样不会出现身体反应，也不知道规避恐怖事物。不过，眶额皮层虽然受到损伤，此前储存的记忆并没有因此而消失，患者依然保留着"这种照片就叫恐怖照片"的陈述性记忆。换言之，从表达上来说，他们可以表现出看似正确的情绪反应，但是无法做出人在看到恐怖事物之后真实的身体反应。

这类患者还会出现一种症状，那就是经常会用粗俗无礼的话语骚扰照料他们的护士，因为他们感知不到不应该这样说话，而是下意识地脱口而出。他们甚至无法做出一些极为简单的决定，例如决定下次就诊的时间。当你询问他们某天是否可以就诊时，他们会陈述那天就诊的各种利弊，但就是举棋不定。他们在智力测试中的表现极其正常，智力、记忆力、语言功能、运动能力都没有问题。也就是说，他们能够运用视听等感官感知外界，也保留着过往的记忆，还能形成新的记忆，跟人交谈时对答如流，行走时健步如飞。他们可以围绕就诊日期这个问题侃侃而谈，但如果你让他们选择一天，他们始终无法做出最后的抉择。

总而言之，所谓智力正常、讲起道理滔滔不绝，与做决定的能力完全是两码事。一旦情绪出现问题，做事情就会颠三倒四，无法决定这一天、此时此刻应该做什么。那些脑损伤病例证明，是情绪主导着人的价值判断。

再来看看下面这个例子，它足以证明"身体感知事物"是人类道德的基础。

遭到父母虐待的儿童为了自我保护，会分裂出"受到虐待的自己"和"真实的自己"两个人格，让自己尽可能地感受不到身体上的痛苦。

YouTube 有这样一段心理辅导视频，主人公是一个曾遭受父母严重虐待、如今已经获救的孩子。这个孩子已经摆脱了父母，在养父母的照顾下生活得很安全，但是每到晚上，她都表现出强烈的暴力倾向，例如，试图用锐器去伤害年幼的弟弟。"我要在晚上溜出房间去捅死弟弟。"她在说出这句话的时候，脸上竟然没有表现出任何害怕或犹豫的神情。因为身体对捅人这个动作没有任何感觉，所以她才会毫无顾忌地采取这种行为，并且无法理解这为什么是一种病态行为。

体验丰富多彩的事物，促进情绪发育，对于发展理性和道德具有至关重要的作用。在这里也透露一下后续，这个小女孩后来坚持接受心理咨询，在温情的滋养下最终成长为一名优秀的女性。可见，情绪和道德都是可以培养的。

我们正因为能够准确地感知恐惧，才会去规避可能发生的不幸。在坐立不安等难以言表的微妙情绪的作用下，我们才能保持理性、行止有度。

很久以来，人们都坚信不要感情用事，只有理智分析利弊之后，才能采取妥善的行动，我本人也对此深信不疑。然而，近几十年的脑科学研究表明，这些观点未必是正确的。没有情绪，理性行为就无从谈起，这已然成为当今脑科学界的常识。

在人生旅程中，我们许多时候都很难仅凭理性去判断某件事是好是坏。人的一言一行，都离不开情绪的作用。

《苏菲的抉择》是一九八二年上映的一部电影。在这部电影里，由梅丽尔·斯特里普饰演的主人公苏菲在进行选择时的场面，对我们思考情绪的作用很有启发意义。

苏菲和她的一双儿女被德国纳粹送往集中营，容貌姣美的她在长长的队列中显得鹤立鸡群。一名纳粹军官试图霸占她，告诉她只要委身于自己就能得救。苏菲对军官说，她是虔诚的基督徒，她的孩子也是。于是军官提出了一个残忍的交易："我可以救你，不过既然耶稣说过'让小孩子到我这里来'，那么你要在两个孩子里面做出选择。你可以保住其中一个。看在你是基督徒的分上，我网开一面，把选择权交给你。"

如果苏菲不做选择，那么两个孩子都会被处死。这等于是让一位母亲在两个亲生孩子当中选择救下一个，然后杀掉另一个。苏菲回答说她不能做出这种选择，军官立刻叫来手下，要把两个孩子都带走。这时，苏菲终于撕心裂肺地叫喊道："带走我的女儿吧！"

士兵随即带走了女孩。苏菲就这样跟随军官活到了战争结束，但她始终无法走出当初为了保护儿子而做出"抉择"的阴霾，最终在战后自杀身亡。

苏菲当时应该怎么做？面对那个情形，没有人能给出正确答案。母亲选择哪个孩子都是错，不做选择也是错。理性无法解决这个问题。苏菲选择儿子，可能是因为她喜欢男孩，可能是因为她想到儿子的身体比女儿更加健康，活下去的希望更大。当然，也可能苏菲本人都说不清楚。姑且不论最终的选择是对是错，在没有所谓正确答案的情况下，唯有那难以向他人解释的情绪能够让她做出抉择。

或许在普通的人生旅程中，我们不会经历如此艰难的选择，但依然有许多情况是我们无法用理性给出答案的。例如，应该去哪所学校就读，应该选择怎样的恋人。有不计其数的问题都需要我们走一步看一步。我们当然可以条分缕析地进行比较，但最终做选择时仍旧只能依靠情绪。

情绪，是一种在仅凭理性无从应对的、充满不确定性的情境下，促使人们做出选择和判断的系统。

情绪判断可信吗

我们所认为的理性其实来源于情绪。

《伊索寓言》里有一则著名的童话故事叫《狐狸与葡萄》。狐狸看见高高挂在树上的葡萄，心想这葡萄看上去真好吃，我一定要吃到嘴里，于是想尽一切办法，又蹦又跳又爬树，可就是碰不到葡萄。最后，狐狸放弃了，并且忽然话锋一转："嘿！这葡萄，一准儿是酸的，肯定不好吃。"

狐狸本来是觉得葡萄一定好吃才付出了百般努力，结果却因为吃不到，就给出了"肯定不好吃"这一完全相反的论断。尽管在狐狸努力前后，这些葡萄本身没有任何改变。

"看起来很美味"这个想法和"不能拿取"的现实之间是有落差的。虽然看起来美味，但拿不到手真是痛苦。这种不舒服的感觉，在脑科学中被称为认知失调。大脑为了解决这种认知失调，就开始把葡萄想象成"即使拿不到也无所谓的、不好吃的东西"。

在生活中，我们时常也会像狐狸那样吃不到葡萄说葡萄酸，轻易改变自己一贯的认知。

例如，我本来对某个人无比欣赏，但某天发现他对我冷眼相待以后，对这个人的看法就会急转直下。其实，那个人并没有做错什么，只是因为我遭受冷遇，心情郁闷，便转而认为他的人品有问题。此时，我为了印证这一认知，还会拼命搜罗能够证明他人品低劣的理由，而且基本上都会有所收获。

换言之，我并不是在印证真实情况，而是在用临时捏造出来的理由，去迎合自己讨厌现在这种状况的情绪。

那么，情绪判断是否值得信赖？

通过前文的介绍，我们已经知道，情绪的反应比理性更加迅速，情绪是我们理性的根基，真正为我们做出判断的是情绪，指引我们印证认知的也是情绪。

可是，一定有人怀揣着这样的疑问——这种情绪性的判断真的值得信赖吗？下面介绍一项关于人如何形成对他人印象的实验，它或许可以给出答案。

实验者向实验对象展示各种人的面部照片，让实验对象判断这些人有无吸引力、是否讨人喜欢、性格怎么样、是否值得信赖、有无才能、是不是有攻击型人格等。所有结果均显示，无论实验对象只看 0.1 秒，还是从容不迫地观察良久，他们给出的判断完全一致。也就是说，只需短短的0.1秒，情绪系统就能形成对一个人的印象。而这种印象与长时间仔细观察所形成的印象并无差别。

另一项研究同样印证了情绪判断的可信度。

这是一项研究选举活动（如美国总统大选）的实验。在现实生活中进行选举时，选民会先了解候选人以往的成就，然后充分听取其执政理念和主张，再参考候选人辩论的情况，最后进行投票。然而研究发现，候选人为了彰显自身领导能力而斥巨资所做的宣传，其实与最终能否当选并无关系。

瑞士心理学家安东尼基斯等研究者让年龄在五岁到十三岁的瑞士孩子来预测法国议会选举结果，方法是邀请孩子们玩一个模拟航海的电脑游戏，然后拿出法国议会选举中排名前两位的候选人，让孩子们从中选择一个担任自己船上的船长。结果显示，大多数孩子都选中了在实际选举中排名第一的那个候选人。

这个结果说明，成年人综合各种信息，在理性而审慎地研究之后所做出的判断，与懵懂无知的孩子凭直觉做出的判断是相同的。

面对这一结果，我们可以说人的理性不过如此，但从另一个角度也说明，人的情绪判断是如此准确可信。

情绪判断，是地球上的生命自诞生以来，为了应对各种艰难险阻而世世代代积累的经验。它无疑比我们的思维更加可靠。

再举一个例子：第三章曾介绍了后顶叶皮质受伤后的偏侧空间忽略症状，出现这种症状的患者无法注意到某一侧的空间信息。通过这些患者的表现，我们同样能够印证情绪的可信度。

如果给偏侧空间忽略患者看下面这张图，他不会注意到位于下方的那栋房子失火了。如果问他："上下两栋房子，你想住在哪一栋？"他会反问："这两栋房子有区别吗？"如果要求必须做出二选一的选择，那么尽管他嘴里嘟囔着"这两栋房子不是一样的吗"，绝大多数情况还是会选择上面那栋没着火的房子（十七次选择中有十四次选择了这栋房子）。

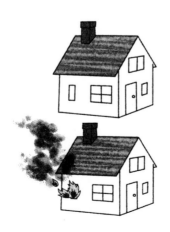

这种有意识去看在下意识里能看见东西的现象被称为盲视。通常，大脑皮层会缓慢解析视觉信息，最终再由后顶叶皮质汇总并处理信息。其实，即使这个路径出现障碍，大脑也可以通过不以大脑皮层为媒介的情绪系统发现房子失火的情况，从而做出正确的选择。

　　这也证明了生物利用情绪系统所积累的身体记忆是值得信赖的。

就像"蜜蜂觅食 80% 的正确率"

　　大井玄在他的著作中提出了一个问题：既然阿尔茨海默病患者无法正确理解事物，判断力失准，那么假如随着病情发展，患者不能自主进食，需要采取胃造瘘等措施，医生是应该听取患者本人的意见，还是让他人代为决定？如果患者本人表达了意见，那么这个意见的可信度又有多高？

　　众所周知，随着阿尔茨海默病的不断恶化，患者吞咽功能衰退，很容易诱发吸入性肺炎等危及生命的病症。所谓胃造瘘，就是用手术在身体表面打开一个直通胃部的通道，从这个通道向内注入营养液。胃造瘘能够降低发生吸入性肺炎的风险，确保患者吸收营养，有效延长生命。

　　然而也有报告显示，站在阿尔茨海默病患者角度而言，胃造瘘之后，患者的身体也很难恢复到完全自主进食的状态，对于改善患者本人的生活质量毫无帮助。很多人都对这种纯粹用来延长生命的做法存在抗拒心理。

对于这种具有两面性、没有正确答案、旁人难以抉择的问题，患者本人的意见就显得尤为重要，需要由海马体、大脑皮层已经萎缩，理解能力、逻辑判断能力衰退的阿尔茨海默病患者本人做出决定。

大井玄认为，阿尔茨海默病患者出于本能做出的喜欢或厌恶的判断是可信的，并且给出了依据。当被问到"万不得已的时候，你是否愿意接受胃造瘘"的时候，未患有认知症的老年人和患有认知症的老年人给出的选择毫无差别，在两组人群中，均有约八成的人回答"不愿意"。看来即使对事物的理解能力下降，认知症患者对胃造瘘的看法与健康人也是一致的。

大井玄还发现，尽管高龄认知症患者对于事物的看法缺乏常性，在不同场景下经常会给出不一样的判断，但他们对于涉及自身的事情的看法相对稳定而持久。有十四名认知症患者在第一次被问到"是否愿意接受胃造瘘"这个问题时回答说"不愿意"，时隔三个月至半年，再度询问他们这个问题的时候，除去已经失去语言功能的两人，有八个人的回答和第一次一样，另两人回答"不知道"。可见，认知症患者对于涉及自身的事情的看法，至少能够持续数月之久。

也许，无论认知症患者对事物的理解能力衰退多少，我们都应该尊重他们的情绪判断。

即使是阿尔茨海默病患者，他们的情绪反应也与健康人无异。生命在漫长的演化过程中，获得了做出正确判断的能力。这种判断力能够帮助生存，也绝不会轻易消失。

诚然，在人们的印象里，情绪和本能只不过是"喜欢什么""讨厌什么"之类单纯的反应，原始而又幼稚。

但是，本能既然是一种关乎生存的反应，那就意味着它势必具有个性。

而个性恰恰蕴含在本能之中，蕴含在情绪之中。

喜欢什么，讨厌什么，对什么样的事情会产生怎样的反应，从我们呱呱坠地时起就决定好了。

看重什么，不看重什么，这些与生俱来的态度就是个性，这些个性还会在不同人生经历的影响下，被塑造得更加丰富多彩。

有这样一个关于蜜蜂的实验。研究人员通过反复训练，让蜜蜂熟悉蜂箱里错综复杂的路线，从而找到食物。然而在一百次实验中，蜜蜂在熟练掌握路线的情况下，依然有二十次飞向了错误方向，也就是说，正确率为80%。这个成绩远远超过了50%（正误参半）。蜜蜂能够准确掌握食物的方位，只是每五次就会有一次犯错。

为什么呢？因为在自然界中，上一次找到食物的地方，这一次未必还能找到食物，比如暴风雨就可能摧毁食物丰富的地方。总是去同一个地方，有可能因为意外而一无所获，最终导致灭亡。所以，生物才会保留一定的错误率。

生物为了生存而规避正确答案，这实在是一个有趣的现象。

在本能的驱使下，我们在面对相同情况时不会机械地重复同一个动作，也不会所有人都做出同一种行为。一个人特立独行，从某种角度来说，是为了在紧要关头避免灭顶之灾，保留生命的火种。

情绪也是一种生存能力

一直以来，我们对"智力"的理解或许有些狭隘。

如果一个人擅长语文、数学、英语、理综、文综等笔头考试，我们就会夸他很聪明。也就是说，我们所定义的"智能"，是能够把握事物之间的联系、发现事物的规律，并记住这些联系和规律，也就是以后顶叶皮质为中心的大脑皮层神经网络的各项功能。

然而在一九八三年，美国心理学家霍华德·加德纳提出了多元智能理论。他认为，除了现阶段人们普遍认可的语言智能、数学逻辑智能以外，至少还有其他六种智能——音乐智能、身体运动智能、空间智能、人际交往智能、自我认识智能和自然观察智能。

热爱音乐，具备音乐智能，可以成为一名出色的音乐家。具备身体运动智能，可以当一名优秀的舞者或运动员。

具备空间智能，可以当飞行员或画家。具备人际交往智能，可以从事销售员、教师等行业。具备自我认识智能，能够深刻剖析自己的内心，进而推己及人，了解他人所思所想，适合当一名心理咨询师。具备自然观察智能的人擅长分门别类地研究自然界的动植物、矿物，可以向生物学家、环保志士的方向发展。

加德纳强调的是，在这个世界上，每个人都有千千万万条成才之路，"智能"绝不是由智商和考试成绩这两个指标所决定的。

而且值得关注的是，多元智能理论认可了人际交往这种情绪性的能力（善于体察他人情绪、与他人协作的能力）是一种智能。加德纳之后，出现了相对于"智商"的新词汇"情商"，"情绪是一种智能"的观点逐渐得到更广泛的赞同。

二〇一〇年的一项研究，印证了情绪是人生实现成功的一种重要能力。这项研究的内容是，了解在一个由多人组成的工作团队中，成员需要具备哪些能力和素质，才能提升团队的整体表现和成绩。

研究发现，一个团队想要出色地完成工作，其实无所谓团队里是否有智商超群的人才，也无关乎团队的平均智商，关键是团队成员能否敏锐察觉、相互照顾彼此的情绪。例如，众所周知，女性的共情能力强于男性，因此团队中女性越多，团队的表现就越好。情绪敏感性是引领团队走向成功的一种极为重要的能力。

现在，善于了解自我情绪、体察他人情绪，能够良好地控制情绪，已经被公认为是一种智能。我想，未来一定还会有更多情绪方面的表现被划入智能的范畴。之所以这样说，是因为战胜围棋世界冠军的人工智能的问世，宣告了在逻辑思维能力等传统智能方面，人工智能势必碾压人类。人类必须另辟蹊径。目前看来，人工智能无法产生情绪。因此，我们需要重新审视情绪的作用。

阿尔茨海默病患者依然保留着情绪，这便是我们积极研究情绪的原因所在。作为一名脑科学研究者，我也一直从事着这方面的研究。我认为，情绪看似已经被研究得十分透彻，但事实并非如此。

以往的观点认为情绪就是喜怒哀乐，人与动物并没有分别，而且在成年以后就定型了。但这个观点或许是错误的，有没有可能人的年龄越大，大脑皮层就越发见微知著？随着人的经历越来越多，情绪也变得更加细腻？

另外，不论多大岁数，人是否都会遇到全新的体验，从而产生全新的情绪呢？如果是，这对生命而言又具有怎样的重大意义呢？

例如，有时我们与某个特定的人相处，便会产生某种特定的情绪。我们与 A 君在一起时涌现的情绪，和与 B 君在一起时截然不同，而且这种区别无法用言语形容，很难简单将其划归为喜怒哀乐。我们见过多少人，就应当产生过多少种情绪，如果我们遇见了之前不曾谋面的 C 君，那就会产生人生中前所未有的新情绪。

体验也是一样。当我们重复某件事情时，看似一成不变，实则不然。比方说，我们每年都会度过快乐的暑假，但在二〇一六年暑假和二〇一七年暑假体验到的是两种不同的快乐。

那是不是可以说，患上阿尔茨海默病对母亲而言其实也是一种前所未有的体验？她也是在经历着人生中的一个重要阶段？

是不是也可以说，恰恰是贯穿人生的丰富情绪，决定着生命的意义？

实际上，说丰富的情绪成就人生，是有依据的。我们常说，一个人只有感受过多种多样的情绪，才能愈挫愈勇。有一项研究的内容是了解身陷绝境的人们到底会不会万念俱灰，以及怎样战胜这种艰难的境遇。研究对象是爱人感染艾滋病、自己只能目睹伴侣走向死亡的陪护人群。结果显示，在陪伴爱人走到生命尽头的人当中，有 99% 的人在面对这种令人绝望的境遇时都保持了乐观的情绪。

他们中有的人会想：凡事祸福相依，就算事情糟糕到了眼下这一步，也总有好的一面存在。这些人会通过分析当前的情况找到光明面，获得积极向上的情绪。有的人善于发掘自己力所能及的事情，"为他／她换了床单，看到他／她很高兴，我也开心"，这样做无法阻止病情发展，但也能让人感到喜悦。还有的人虽然心如死灰，却依然能够体会到生活中突如其来的感动，譬如"离开医院的时候，拉开门，看见夕阳是那么漂亮""朋友带我出去散了散心"。

可见，艰辛的境遇所带来的未必只有酸涩的情绪。

最重要的是，只有在直面这种绝境的时候感受过多种情绪的人，才能在爱人离世之后迅速重拾对生活的希望。

在绝境中，犹如星星之火一般的情绪，总有一天会成长为支撑自己的力量。从一件事里感受到多种情绪，其实就是我们在这个世界上的生存能力。

望向那独一无二的美好

一天，母亲受朋友邀请去参加音乐会。回家以后，我问她感受如何，她回答说"水平实在不敢恭维"。然而过了两个小时，吃晚饭时又聊起了音乐会，这一次母亲给出了截然相反的评价："演奏得真是太棒了！"

母亲说话已经自相矛盾、毫无逻辑可言了。不过，这件事却启发了我。

音乐会从时间跨度上来说长达一个半小时，应该既有精彩绝伦的时段，也有平平无奇的时段。母亲前后的关注点不同、心情不同，所表达的内容自然也不同。

人的情绪多种多样。尤其是脑部功能受损的人，他们所表现出来的情绪更是瞬息万变。这是母亲教会我的。

看着母亲，我意识到不同的提问方式有可能得到不同的答案。对待某件事时，我也不能把千篇一律的观念和所谓逻辑强加于她。

我们无时无刻不在压抑着情绪的力量，譬如按照常理，遇到伤心事的时候就应该伤心，如果产生其他情绪，那就是不严肃。然而，实际情况却是一件事绝不可能只激发出一种情绪，而是各种情绪奔涌而出。

时至今日，我和母亲的领域攻防战仍未停息，我每天都会为母亲的状态而焦虑，甚至寝食难安。但照顾母亲的过程中，也确实有许多幸福瞬间。有一天，我下班以后，抱着大包小包刚买的食材回家，母亲看到后便说："小绚，别买这么多东西，自己好好把钱攒着。买东西的事情，交给妈妈爸爸就行了。"对我这个三十多岁还赖在父母家的人，母亲依旧是百般呵护。

还有一天我去上班，母亲一如往常在玄关送我。道别以后，母亲关上门，但没有立刻上锁。等我走出好几步，才传来"咔嚓"的锁门声。从这个举动中，我能感受到母亲的温柔体贴。

每当品尝到美味佳肴，母亲都会问"小绚你也吃了吗"。她从不独吃独占，总是记挂着与人分享。母亲的内心永远充满着对他人的关爱。

和我争夺厨房的主导权也好，把洗干净的衣服弄丢了也好，母亲的许多行为着实让我叫苦不迭，但一想到这些其实是母亲为了自食其力、保持尊严所做出的努力，我就感到十分欣慰。虽然和母亲在一起也有烦恼，但更多的是快乐，我也从这个过程中学到了很多。

与认知症患者朝夕相处的体验丝毫不像最初想象的那样恐怖。非但不恐怖，我还对母亲有了全新的认识——或许，理解能力退化后，剩下的才是母亲一生中最为珍视的东西。

对陪护人员来说，最糟糕的做法就是被认知症蒙蔽了双眼，只盯着患者无能为力的事情，忽视了他们身上的闪光点。我们应该关注的，恰恰是他们每个人独一无二的美好故事。

安全地探索新鲜的事情

母亲不像以前那样长时间坐在沙发上了，但她也几乎没有外出活动的欲望。

研究显示，如果没有父母或相当于父母的监护人的陪伴，儿童会丧失对新环境的好奇心和探索欲。只要父母不在身边，就算新玩具摆在眼前，他们也无动于衷，只会不停哭叫着寻找父母。在父母的陪伴下，他们会获得一种"即使失败也可以回到原处，得到父母关怀"的安全感，从而萌生挑战外部世界的意愿。一旦缺乏安全感，他们就只会把精力用来寻求安全感。

这个结论也适用于成年人。

成年人可能不再需要父母的陪伴，但是置身于陌生世界中时，想要愈挫愈勇、不畏艰险，同样需要内心的安宁。因此，想要让母亲主动去做些什么，我就必须陪在她的身边。

此外，研究还显示，让孩子们挑战新鲜事物，对于他们情绪和理性的发育发展至关重要。

接触新鲜事物是最能激发情绪的一种方式。在这种情况下，人会被迫随机应变，并不断反思自身行为对事物的影响。也就是说，接触新鲜事物不仅能够随机调动人的情绪，还能促使大脑皮层更深入地分析，思考行为举止的最优解。

一段前所未有的经历会让人立即产生丰富的、难以言表的情绪，一时间的不明所以，也会让人在之后很长的一段时间里不断回味和思考。在接触过新鲜事物之后，大脑皮层将会竭尽全力地去理解这段经历。

情绪上的刺激最终将转变为情绪系统和大脑皮层的共同发展。

我们常说要常态化地给予大脑适当的刺激，但这种刺激指的不是让人头晕目眩的视觉刺激，也不是让人暴跳如雷之类过激的情绪刺激。

最佳的刺激方式是在确保安全感的前提下，接触新鲜事物、未知事物，新的情绪体验将锻炼大脑皮层的分析和理解能力。

阿尔茨海默病患者会不会也像孩子一样呢？

得到亲朋好友精心呵护的阿尔茨海默病患者完全可以

挑战新鲜事物。作为女儿，我应该让母亲安心地体验从未了解、从未经历过的事情，让她产生前所未有的情绪，刺激她全力调动尚且健康的那部分大脑皮层去分析事物，从而延缓病情的发展。

我相信这是一个行之有效的方法。

情绪塑造"人格"

对事物的理解力、判断力、记忆力等自幼发展形成的能力伴随着成长，在经验的加持下不断得到提升，能够让我们找到自己毕生的事业，成为社会的有用之才。但阿尔茨海默病会使人逐步失去这些能力。

母亲年轻时总是为他人忙得脚不沾地。患上阿尔茨海默病以后，即使她仍想为别人做些什么，也是茫然不知所措。可以说，母亲的这部分人格已然渐渐远去。

最初，我还会为"母亲不再是从前那个母亲"而黯然神伤，可是现在，我的看法稍稍发生了一些变化。

我要关注的不应该是三下五除二地做完某事、思路清晰地分析问题、干脆利索地向他人伸出援手之类的能力，这些并不是母亲人格的全部。我要关注的，是母亲从未改变的"热心肠的情绪"。母亲依然对我关爱备至。

人不仅有认知功能塑造的人格，还有情绪塑造的人格。

情绪是与生俱来的个性。它与认知功能一样，是在个人经历的影响下不断发展的能力，这种发展贯穿了人的一生。

阿尔茨海默病患者可以通过情绪系统和身体记忆继续学习新鲜事物。这些经历无法被有意识地提取，但会积蓄在身体之中。患病以后，患者会经历一生都未曾体验过的悲伤。然而以我家为例，这种悲伤让我们全家上下紧紧地团结在了一起，母亲也因而感受到了此前未曾体验过的快乐，比如和父亲一起散步。在有生之年，母亲还将有无数未曾体验的经历。

我将继续守望。我会看到一个对许多事情都渐渐无能为力的人，将会怎样利用生物层面重要的情绪系统来度过此生。

无论如何，一声"母亲"，一生母亲。

与父母同游竿灯节

　　听闻八月份的东北地区，有许多与亡魂有关的节庆活动。我心想，如果真有通灵之术，不妨全家人去开开眼界。就这样，我们前往了秋田的竿灯节。

　　我想用这篇游记，作为本书的结尾。

　　竿灯形如其名，一根长长的竹竿，挂着不计其数的灯笼，横放在秋田交通管制的主干道上。点燃灯笼里的蜡烛，它们就如同光线诡异而妖艳的一艘艘航船，驶入表演区域。

　　打头阵的是小孩，接着是奏乐的女孩子，然后就是举着特大竿灯的成年男性队伍。

　　队伍绵延不绝，行至远处再折返回来，环绕着道路中间的隔离带，犹如一条金光闪闪的河流。

　　不知从何处传来悠扬的笛声，队伍闻声停下脚步。观众如果没有特别心仪的队伍，就可以在这时欣赏面前队伍的表演。

横躺的竿灯被垂举了起来，像是不费吹灰之力般越举越高，竿灯顶端直抵路旁林立的大厦楼顶。高擎的竹竿上，无数灯笼随着缓慢左摇右晃的竹竿而摆动，整个竿灯宛如一株鬼魅的稻穗。顺着竿灯向下看，支撑着这一切的，仅仅是一个男人的一只手。

　　他单手把鬼魅的稻穗一点点举到头顶，忽然用脑门接住了竹竿，然后伸开双臂，像是在说"快看，我的手没有扶着哦"。他扎起马步，在保持平衡的同时，像螃蟹一样配合着摇晃的竿灯轻快地移动。

　　说时迟那时快，在旁等候的另一个男人眨眼间接过竿灯，这次一点点将竿灯送上半空之后，换用后背接住。随后侧弯身体，将竹竿抵在胯部。弯曲腰部关节，撅起臀部。待姿势稳定，便开始随着竿灯的摆动，灵活地一边后退一边挪动臀部。

　　此后，又有男人依次接过竿灯，有人用头顶，有人用肩扛。每个人表演一分钟左右，然后换人。空中是巨大的、悠悠荡荡的竿灯，地面是螃蟹般移动的表演者。

　　我仿佛看到了生命的分量。永永远远，都有一些硕大无比的东西在人类头顶上肆意舞动，我们人类则像烟花一般刹那间燃尽，又生生不息。

　　其中最光彩夺目的，便是那个仅用胯部就顶起足足五十

公斤重竿灯的人。夜色中，我看不清他的面容，但仍然因他
而心潮起伏。

我不明白，为什么这个臀部扭来扭去、姿态怪模怪样的
人竟有如此魅力。也许是因为，这扭曲怪异的姿态象征着生
命对竿灯这个庞然大物的竭力抗争？举竿灯的人如同在厉声
呐喊："我们前赴后继，死而无憾！"黑暗之中看不清面庞，
反而让生命的烈焰更加耀眼。

表演者的动作幅度越来越大，竿灯也随之起起伏伏，时
而在头上，时而在肩膀，时而在腰间，旋转、晃动，晃动、
旋转，渺小的人类终究还是累了，火光冲天的竿灯在观众席
上方摇摇欲坠，观众们"嘿咻嘿咻"地为表演者加油助威，
我也紧张得喘不过气来。他们舞动竿灯，越来越高，越来越
猛烈，直至一声笛音传来，竿灯终于被放了下来。

庆典前夕，我就到秋田市民俗艺能传承馆，实地了解了
一下竿灯。父亲说："提前去一趟秋田市民俗艺能传承馆，
当真是不虚此行啊。在那里亲手举一举竿灯，才知道有多不
容易，正式表演那可更是见真功夫了啊。"

负责指导的小伙子这样对我说道："首先像这样用右手
手掌托举起竿灯，然后左手扶住主竿。视线不要离开最上面
的一排灯笼。千万不要想着凭蛮力去移动竿灯，因为它的分
量很重。但是只要保持好平衡，它就会变得十分轻盈。假如

竿灯向下歪倒，不要有意识地控制它，要顺势而为，与它融为一体。找到平衡以后，再放开左手。"

"不行不行！"

"不要紧的，放开手吧！"

其实，我们这些游客体验的都是儿童竿灯，只有五公斤重。眼见其他游客一个个地尝试成功，我却迟迟不敢放开左手。我使出浑身解数，可竿灯就是无法保持平衡。"根本不可能放开手呀！大家都是怎么做到的？"兴奋之余，我不禁感叹。

"幸好提前学习了一下，果然用上了！"

"托举的难点早就知道了嘛！"

"太开心了，手心都冒汗了呢！"

父亲和母亲你一言我一语，听他们的语气，就像是和我一起托举了竿灯似的，可是实际上手的只有我自己。

节日庆典之后，我们在秋田的饭店里吸溜着稻庭乌冬面，兴高采烈地聊着天。那一刻我不由得想到，也许在我的人生之中，没有人能够像他们两人那样了解我的感受。

我的感受，也就是母亲的感受。

很快到了点单的截止时间。饭店晚上十点半打烊，邻座的客人刚刚也起身离开了。

"隔壁桌的客人，是我上幼儿园的时候，教画画的老师的儿子。"妈妈突然说。

"是吗？可咱们是在秋田呀。真是他吗？"我问道。

"当然是了。"

"妈妈你成年以后还见过那个人吗？"

"我记得初中那会儿跟他还是同学。"

"这样啊……"

我觉得母亲是认错人了。刚才听邻座聊天，感觉他们像是秋田本地人，母亲不可能在秋田学过画画。不过也不能说就是认"错"了，也许是有相似之处吧。

在秋田的时候，母亲好几次出现了"似曾相识"的感觉。

"那个人，昨天也见到过。"

"上次在这个地方吃过拉面。"

在人的记忆中，一段经历通常都是独一无二的，包含着时间、人物、地点、事件等要素，但母亲脑海中各种各样的人生经历，就好比是一堆滑落在河流中、棱角分明、形状各异的小石子，在河水的冲刷下，全都变成了闪闪发光、大同小异的小鹅卵石。时间、人物、地点、事件这些特定信息都变得似是而非，只剩下一种熟悉的感觉。

母亲的人生经历就像是被提取了公约数。我们不能简单粗暴地用"不合逻辑""胡言乱语"来否定母亲的话，而要从中捕捉母亲的情绪，深入母亲的内心世界。

这次旅行也让我心生感慨——像这样一点一滴地让母亲品味新的幸福，是一件多么美好的事情。

这段时间以来，家人以及母亲的朋友们，与母亲的关系越发亲密。

二〇一八年七月，我为母亲办理了护理申请。今后，我还想参加认知症患者家属聚会，进一步拓宽视野。我认为这不仅对母亲有所帮助，对父亲和我也很重要。

在护理机构里，母亲可能会结识新的朋友，培养绘画、唱歌、陶艺等新的兴趣爱好。父亲和我也拥有了空闲时间，不会再心力交瘁。虽然母亲患上了认知症，但我不想让"陪护"这件事侵占父亲、母亲和我全部的生活。人生需要丰富多彩的情绪。因此，我会有意识地去娱乐，去跟更多人交流，在学会笑对人生的同时，用心擎起竿灯。

如若本书顺利面世，我首先要感谢河出书房新社的高木铃子女士。高木女士每次阅读我稿件的时候都给予悉心指导，准确指出原文晦涩难懂之处。"您母亲出现了这样的症状，这是怎么一回事呢？""记忆真是奇妙的东西啊！"我们一起为母亲的症状而困惑，一起因脑科学知识而叹服，一起探究人类大脑的可能性。在高木女士的帮助下，我得以转变对母亲病症的消极看法，找到了本书的写作方向。

当然还要感谢我的母亲。在确诊认知症的两年半以来，母亲对家人深深的爱始终未变，她自强不息的生活方式也始终未变。

恩藏绚子

二〇一八年八月

文库版后记
后来的母亲和我

　　这本书的结论是：即使身患认知症，一个人依然保留着人格。本书初版于二〇一八年秋天，如今三年过去，这个结论依然没有改变。

　　我们之所以对认知症谈虎色变，是因为过于看重"能力"。在我们的观念中，人的能力应该随着年龄增长而不断提升，婴儿时期什么也不懂，慢慢地学习站立，学说话，走进学校，学习与人相处，在工作中独当一面……因此，当这种上升趋势被疾病和衰老击垮的时候，我们就会感到恐慌。有时，我们甚至还会产生这样一种可怕的偏见——一个人丧失了能力，也就丧失了在这个社会上的价值。

　　可是，构成我们生命内核的除了能力，还有"情绪"。而且，恰恰是情绪塑造了一个人的人格。我们要努力关注情绪而非能力，消除对认知症的恐惧，这便是我写这本书的原因。

由于认知症是一种进行性发展的疾病，所以在这三年间，母亲也不可避免地出现了很多变化。

　　现在她已经很难和我一起站在厨房里做饭了。母亲看见我在厨房，也会走过来看我做饭，似乎饶有兴趣，当我试探性地问她"要不要切一切这个"，她却毫无反应。不过，如果我对母亲说"既然来了一趟厨房，不妨洗洗手吧"，或是让她帮我把做菜用的切片干酪的包装纸扔掉，她都会应一声"这就干"，然后照我说的做好。尽管她对复杂工作无动于衷，但只要做完这些小事，她都会带着满足感回到客厅。兴致高的时候，她能往返好几次。显然，她很关心在厨房做饭的我，她对我的爱没有改变，只要我能感受到这种爱，她就会感到很欣慰。

　　当然，这三年也不是一帆风顺。

　　如今，母亲每周有三天需要进行日托护理，周末还要接受临时护理并留宿一晚。临时护理始于二〇二〇年年底，因为母亲每天早晨都醒得特别早，然后缠着父亲，不停问他"今天干什么""你怎么还不起床"，导致父亲睡不踏实，总是缺觉，身体状态直线下降。我们这才决定每周把母亲送出去一天，让父亲能够好好休息。

　　我也有我的问题。同样是二〇二〇年年底，我出现了职业倦怠。那段时间，母亲开始偶尔出现无法自行上厕所的情况，我又必须拼命克制自己的情绪，不能流露出惊讶或愤怒的神情。可是有一天，我为了给父母做晚饭，急急忙忙放下工作赶回家，母亲却对我辛辛苦苦做出来的饭菜碰都不碰一下。虽然这只是微不足道的一件小事，却点燃了我压抑已久的情绪，心想"我拼死拼活，你还不领情，真受不了了"。努力把关注点放在情绪上确实重要，但凡事都有一个度。于是，我暂时离开母亲，给了自己一些独处的时间。

母亲温柔的人格依然存在，她的言行举止也从未让我感到恐惧。但这不意味着风平浪静，新的问题仍在不断涌现。每出现一个问题，我都要重新适应，分析原因并找出对策。

母亲当前的问题是自言自语和肢体抖动。

母亲几乎无法通过语言清晰地回忆过往，取而代之的是自言自语，不断重复同一内容而且大多非常消极。说话时常常用"大夫说""奶奶说"开头，似乎是想起了过去的事。出口之后常常是"大夫说'别费劲了'，哎，咱走吧"这样消极的话。她回忆不出丰富的内容，只是不停念叨着"别费劲了、别费劲了"。说话时或是闭着眼睛，或是垂着脑袋，全然不关注此时此刻的现实情况。

母亲坐在客厅里的时候，除了絮絮叨叨地说着"说了别费劲了"，还会出现肢体抖动。而且，一旦我和父亲放松警惕，母亲便会一个人跑出家门。

我左思右想，试图分析母亲这些行为举止究竟出于哪种情绪，忽然联想到一种现象。对被关在动物园里的动物而言，空间逼仄，鲜有刺激，它们只能在压抑的环境和有限的空间内漫无目的地打转，或者抓挠自己，直到把毛发都薅秃了。

　　比如狮子。饲养员们知道鹿肉是食肉动物之王狮子情有独钟的美味，所以每天都给它们投喂鹿肉。"原来你喜欢吃鹿肉呀，那你就尽情享用吧。"在我们看来，在固定的时间和场地向狮子们投喂喜爱的食物，让它们告别饥饿，是对它们的一种关爱。然而，正是这种做法让它们在铁笼内心神不宁地转来转去。

　　在广阔天地驰骋狩猎是食肉动物的天性。它们不知道这一天能够抓到什么，也可能一连数日一无所获。正因如此，它们才会在捕捉到猎物的时候感到喜悦。变化是快乐的关键，如果每天在同一个地方吃同一种食物，即使是吃最喜欢的东西，也会成为一种痛苦。

　　看到母亲抖动身体，无数疑问不禁涌现在我脑海——究竟怎样做才是真正对她好？

　　难道是参照她过去的喜好，猜测她可能的选择，以此来填充她每天的生活吗？

　　父母每天白天都会去附近的家庭餐馆就餐。由于母亲不能自行点单，所以父亲都会先行排除一些餐品，然后让母亲做二选一的选择。"你妈妈这辈子就没怎么吃过刺身，所以我干脆不考虑刺身套餐。"父亲每次留给母亲选择的都是炸猪排和荞麦面。

母亲的确能够做出二选一的选择，因而每顿午饭都吃得顺顺利利。可是，会不会正是这种千篇一律的生活模式，让母亲变成了总是低垂着头、对周遭一切视而不见的模样呢？

不只是在家庭餐馆就餐。每次与母亲交谈，我也习惯让她回答"是"或"不是"。我从不跟她分享我去相亲的经历，也不向她倾诉工作中的烦恼。我之所以不这样做，是怕母亲听不明白，徒增负担。可是，这种做法会不会让母亲感觉自己遭受了非正常的对待呢？

是让母亲二选一，还是让她率性而为？我想，在这二者之间，或许还存在着更多值得探索的可能。

我究竟应该怎样让身患认知症的母亲享受自由？而这其实也关乎我自己的自由。

在认知症与人的自由这个问题上，我还有很长的路要走。

恩藏绚子

二〇二一年十月

参考文献

有关记忆和情绪的脑科学基础知识
『Principles of Neural Science』Eric R. Kandel, James H. Schwartz, Thomas M. Jessell 著 McGraw-Hill(2000)
『Cognitive Neuroscience: The Biology of the Mind』Michael S. Gazzaniga, Richard B. Ivry, George R. Mangun 著 W. W. Norton & Co.(2008)

阿尔茨海默病基础知识
Alzheimer's Association による論文: 2015 Alzheimer's disease facts and figure. 掲載誌　Alzheimer's&Dementia,vol11(2015)p332-384
『アルツハイマー——その生涯とアルツハイマー病発見の軌跡』コンラート・マウラー、ウルリケ・マウラー著　新井公人監訳　喜多内・オルブリッヒゆみ、羽田・クノーブラオホ眞澄訳 保健同人社（二〇〇四）

老年斑假说
Simon Makin による論文: The Amyloid Hypothesis on Trial. 掲載誌 Nature,vol. 559, s4-s7(2018)

药物治疗的效果
毎日新聞記事「『認知症薬に効果なし』仏保健省決断の衝撃」二〇一八年六月二七日

运动疗法的效果

Paul A. Adlard, Victoria M. Perreau, Viorela Pop, Carl W. Cotman によ る 論 文: Voluntary Exercise Decreases Amyloid Load in a Transgenic model of Alzheimer's Disease. 揭載誌 Journal of Neuroscience, vol.25 (2005) p4217-4221

默认模式网络

Andreas Horn, Dirk Ostwald, Marco Reisert, Felix Blankenburg による 論 文: The structural-functional connectome and the default mode net-work of the human brain. 揭載誌 Neuroimage, vol.102(2014)p142-151

阿尔茨海默病引发衰退的脑区

Benjamin Lam, Mario Masellis, Morris Freedman, Donald T. Stuss, Sandra E. Black による論文: Clinical, imaging, and pathological hete-rogeneity of the Alzheimer's disease syndrome. 揭載誌 Alzheimer's Re-search & Therapy, vol.5(2013)p1-14

弗朗西斯·高尔顿的研究

Francis Galton, F. R. S. による論文: Psychometric experiments. 揭載誌 Brain vol.2(1879)p149-162

人在受到威胁时戒心加重

Claude M. Steele に よ る 論 文: The psychology of self-affirm-ation Sustaining the integrity of the self. 揭載誌 Advances in experimental so-cial psychology, vol.21(1988)p261-302

主动控制感与幸福

Ellen J. Langer による論文：The illusion of control. 掲載誌 Journal of Personality and Social Psychology, vol.32(1975)p311-328

有关养老院的研究

Ellen J. Langer と Judith Rodin による論文：The effects of choice and enhanced per sonal responsibility for the aged: a field experiment in an institutional setting. 掲載誌 Journal of Personality and Social Psychology, vol. 34(1976) p191-198

环境可供性

『新版 アフォーダンス』佐々木正人著 岩波書店（二〇一五）

盲人对相貌的记忆

『顔の科学』ジョナサン・コール著 茂木健一郎監訳 恩蔵絢子訳 PHP 研究所（二〇一一）

主动控制感的脑部基础

Chlöe Farrer Chris D. Frith による論文：Experiencing oneself vs another person as being the cause of an action: the neural correlates of the experience of agency. 掲載誌 Neuroimage, vol.15(2002)p596-603

容易混淆自我与他人

Daniel M. Wegner による論文：The mind's best trick: how we experience conscious will. 掲載誌 Trends in Cognitive Sciences, vol.7(2003) p65-69

镜像神经元

Giacomo Rizzolatti Laila Craighero による論文：The mirrorneuron system. 掲載誌 Annual Review of Neuroscience, vol.27(2004) p169-192

莎莉-安妮测试

Simon Baron-Cohen, Alan M. Leslie, Uta Frith による論文：Does the autistic child have a"theory of mind"? 掲載誌 Cognition, vol.21(1985) p37-46

对痛觉的同感

Tania Singer, Ben Seymour, John O'Doherty, Holger Kaube, Raymond J. Dolan, Chris D. Frith による論文：Empathy for pain involves the affective but not sensory components of pain. 掲載誌 Science, vol.303(2004) p1157-1162

记忆储存于外部设备

Linda A. Henkel による論文：Point-and-shoot memories: the influence of taking photos on memory for a museum tour. 掲載誌 Psychological Science, vol.25(2014)p396-402

米尔格拉姆服从实验

『服従の心理』スタンレー・ミルグラム著 山形浩生訳 河出書房新社（二〇一二）

身份的问题

『エルサレムのアイヒマン悪の陳腐さについての報告（新版）』ハンナ・アーレント著 大久保和郎訳 みすず書房（二〇一七）

安乐死的问题，玛戈

Raphael Cohen-Almagor による論文：First do no harm: euthanasia of patients with dementia in Belgium. 掲載誌 Journal of Medicine and Philosophy, vol.41(2016)p74-89

安乐死的问题，认知症患者的自我认知

Marike E. de Boer, Cees M. P. M. Hertogh, Rose-Marie Dröes, Ingrid I. Riphagen, Cees Jonker, Jan A. Eefsting による論文：Suffering from dementia-the patient's perspective: a review of the literature. 掲載誌 International Psychogeriatrics, vol.19(2007)p1021-1039

认知症对自身的威胁

Linda Clare による論文：Managing threats to self: awareness in early stage Alzheimer's disease. 掲載誌 Social Science&Medicine, vol.57 (2003)p1017-1029

阿尔茨海默病患者的社会感受性

Virginia E. Sturm, Megan E. McCarthy, Ira Yun, Anita Madan, Joyce W. Yuan, Sarah R. Holley, Elizabeth A. Ascher, Adam L. Boxer, Bruce L. Miller, Robert W. Levenson による論文：Mutual gaze in Alzheimer's disease, frontotemporal and semantic dementia couples. 掲載誌 Social Cognitive and Affective Neuroscience, vol.6(2011)p359-367

阿尔茨海默病初期是最艰难的阶段

Brain Draper, Carmelle Peisah, John Snowdon, Henry Brodaty による論文：Early dementia diagnosis and the risk of suicide and euthanasia. 掲載誌 Alzheimer's & Dementia, vol.6(2010)p75-82

『カントの生涯』ヤハマン著 木場深定訳 角川文庫（一九五三）

『呆けたカントに「理性」はあるか』大井玄著 新潮新書（二〇一五）

『The life of Immanuel Kant(1882)』J. H. W. Stuckenberg Amazon Digital Services LLC.(2011)

『「老いる」とはどういうことか』河合隼雄著 講談社＋α文庫（一九九七）

人格変化

Sonya Laputz による記事：Caregiver Tips & Tools: Personality changes in Dementia. Alzheimer's Association, Number 30

亨利・莫莱森

Larry R. Squire John T. Wixted による論文：The cognitive neuroscience of human memory since H. M. 掲載誌 Annual Review of Neuroscience, vol.34(2011)p259-288

情绪就是身体反应

『デカルトの誤り——情動、理性、人間の脳』アントニオ・R・ダマシオ著 田中三彦訳 ちくま学芸文庫（二〇一〇）

认知失调

Keise Izuma, Madoka Matsumoto, Kou Murayama, Kazuyuki Samejima, Norihiro Sadato, Kenji Matsumot による論文：Neural correlates of cognitive dissonance and choice-induced preference change. 掲載誌 Proceedings of the National Academy of Sciences of the United States of America, vol.107(2010)p22014-22019

第一印象的形成

Janine Willis Alexander Todorov による論文：First impressi-ons: making up your mind after a 100-ms exposure to a face. 掲載誌 Psychological Science, vol.17(2006)p592-598

法国议会选举，儿童可以准确预测排名前两位的候选人

John Antonakis Olaf Dalgas による論文：Predicting Elections: Child's Play! 掲載誌 Science, vol.323(2009)p1183

盲视

John C. Marshall と Peter W. Halligan による論文：Blindsight and insight in visuo-spatial neglect. 掲載誌 Nature, vol.336(1988)p766-767

阿尔茨海默病人接受胃造瘘的问题

『呆けたカントに「理性」はあるか』大井玄著 新潮新書（二〇一五）

蜜蜂觅食 80% 的正确率

Martin Giurfa, Shaowu Zhang, Arnim Jenett, Randolf Menzel, Mandyam V. Srinivasan による論文：The concepts of 'sameness' and 'difference' in an insect. 掲載誌 Nature, vol.410(2001)p930-933

多元智能理论

『MI：個性を生かす多重知能の理論』ハワード・ガードナー著 松村暢隆訳 新曜社（二〇〇一）

智商

『EQ——こころの知能指数』ダニエル・ゴールマン著 土屋京子訳 講談社
＋α文庫（一九九八）

团队成就

Anita Williams Woolley, Christopher F. Chabris, Alex Pentland, Nada
Hashmi, Thomas W. Malon による論文: Evidence for a collective inte-
lligence factor in the performance of human groups. 掲載誌 Science,
vol.330(2010)p686-688

身处绝境时的情绪

Susan Folkman Judith T. Moskowitz による論文: Stress, positive emo-
tion, and coping. 掲載誌 Current Directions in Psychological Science,
vol.9(2000)p115-118

保证心理上的安全感

『母と子のアタッチメント——心の安全基地』ジョン・ボウルビィ著　二
木武監訳 医歯薬出版（一九九三）

恩藏绚子

日本脑科学家，研究方向为人类的自我意识和情感。现执教于金城学院大学、早稻田大学和日本女子大学。

2015 年，恩藏绚子的母亲被确诊患有阿尔茨海默病。恩藏绚子记录下自己陪护母亲的日常故事和思考，将其整理成书。2018 年该书在日本出版后，被 NHK 电视台等多家媒体报道，引发巨大反响。

恩藏绚子始终认为，即使患上了阿尔茨海默病，母亲也还是以前的母亲，她的人格会一直存在。她和母亲的故事仍在继续。

当我妈妈得了阿尔茨海默

作者 _ [日]恩藏绚子　译者 _ 姚奕崴

产品经理 _ 谭思灏　装帧设计 _ 肖雯　产品总监 _ 木木

技术编辑 _ 顾逸飞　责任印制 _ 刘淼　出品人 _ 贺彦军

果麦

www.guomai.cn

以 微 小 的 力 量 推 动 文 明

NOUKAGAKUSHA NO HAHA GA, NINCHISHOU NI NARU

by Ayako ONZO

Copyright © 2021 Ayako ONZO

Cover Illustration by Kei Hara

Interior Illustration by Yuko Nozaki

Original Japanese edition published by KAWADE SHOBO SHINSHA Ltd. Publishers

All rights reserved.

Chinese (in Simplified character only) translation copyright © 2024 by GUOMAI Culture & Media Co., Ltd.

Chinese (in Simplified character only) translation rights arranged with KAWADE SHOBO SHINSHA Ltd. Publishers through BARDON CHINESE CREATIVE AGENCY LIMITED, Hong Kong.

版权登记号：19-2024-104

图书在版编目（CIP）数据

当我妈妈得了阿尔茨海默 / (日) 恩藏绚子著；姚奕崴译. -- 广州：广东经济出版社, 2024. 7. -- ISBN 978-7-5454-9316-0

Ⅰ. R749.1

中国国家版本馆CIP数据核字第20240XW632号

责任编辑　：刘健华　　吴泽莹
责任技编　：陆俊帆
封面设计　：肖　雯

当我妈妈得了阿尔茨海默
DANG WO MAMA DELE AERCIHAIMO

出版发行　：广东经济出版社（广州市环市东路水荫路11号11～12楼）
印　　刷　：北京盛通印刷股份有限公司
　　　　　　（北京亦庄经济技术开发区经海三路18号）

开　本	：880毫米×1230毫米 1/32	印　张	：6.75	
版　次	：2024年7月第1版	印　次	：2024年7月第1次	
书　号	：ISBN 978-7-5454-9316-0	字　数	：118千字	
定　价	：45.00元			

发行电话：（020）87393830　　　　　编辑邮箱：gdjjcbstg@163.com
广东经济出版社常年法律顾问：胡志海律师　　法务电话：（020）37603025
如发现印装质量问题，请与本社联系，本社负责调换。
版权所有　·　侵权必究